EL CUERPO, EL ALMA, LA PALABRA

Medicina nahua en la Sierra de Texcoco

COLECCIÓN
TIEMPO DETENIDO

El cuerpo, el alma, la palabra
Medicina nahua en la Sierra de Texcoco
Primera edición, 2020

Edición: Margarita de Orellana
Coordinación editorial: Melinna Guerrero Romo
Cuidado editorial: Lucía Rueda
Corrección: Diego I. Almaguer Vicenteño
Diseño editorial: Karina Torres Vega, Berenice A. Barrón Rubio
Diseño de la portada: Estudio la fe ciega, Domingo Martínez, Yolanda Garibay
Asistente de diseño: Karla Martínez Cancino
Iconografía: Verónica Gómez Martínez, Miztli Meléndez Vergara
Asistencia editorial: Alberto E. Plancarte

Córdoba 69, colonia Roma, alcaldía
Cuauhtémoc, 06700, Ciudad de México.
Teléfonos: 5208 3205
www.artesdemexico.com
ISBN 978-607-461-282-0

Ilustraciones
Portada: valeriana (*Valeriana sp.*), ruda (*Ruta chalepensis* L.)
D.R. © Elvia Esparza: P. 14 | D.R. © Andrea Serratos: P. 24

Impreso y hecho en México / *Printed in Mexico*

FUNDACIÓN cie

FUNDACIÓN PATRIMONIO INDÍGENA MX

ARTES DE MÉXICO

afaraca

AGRADECIMIENTOS: Al Instituto Nacional de Antropología e Historia | A los especialistas rituales y vecinos de las comunidades de San Jerónimo Amanalco, Santa María Tecuanulco y Santa Catarina del Monte, por su confianza a lo largo de los años. | A mi esposa Ana Laura Delgado, cuyo apoyo, paciencia y valiosos consejos acompañaron la elaboración de este libro.

EL CUERPO, EL ALMA, LA PALABRA

Medicina nahua en la Sierra de Texcoco

David Lorente Fernández

Con amor a mis padres

Para Ana

Índice

Prólogo

Jacques Galinier

Entrado el milenio, la antropología no deja de sorprender por el descubrimiento de objetos inesperados y la construcción de nuevas epistemes transdisciplinarias, en detrimento de su afán de exotismo y esa obsesión neurótica de excavar mundos otros ajenos a la contaminación de la modernidad, fantasías ahora relegadas a los gabinetes de curiosidades y a las ficciones esencialistas. En este libro, por el contrario, el lector descubrirá cómo es posible combinar una "mirada distante" a la Lévi-Strauss, con una atención minuciosa a los *twists and turns* de las culturas nativas de Mesoamérica en tiempos de la globalización.

David Lorente nos invita a explorar el campo mal documentado de la medicina nahua en la Sierra de Texcoco al desencriptar la compenetración desconcertante de la larga tradición mesoamericana centrada en el tratamiento del infortunio y la desdicha, con la biomedicina cosmopolita en sus variantes populares. Estamos aquí frente a un reto teórico y etnográfico, considerando que el campo de estudio de nuestro guía se sitúa a escasos kilómetros de la Ciudad de México, una de las megalópolis más dinámicas del planeta. En un libro profundo, el autor se dedica a observar, dentro del mercado de la salud, estas prácticas campesinas en tensión: analiza cómo se ajustan las estrategias conflictivas entre un abanico complejo de especialistas y las demandas de los pobladores en busca de respuestas convincentes a la enfermedad. El resultado se resuelve en una serie de propuestas novedosas que rebasan el marco parroquial de la Sierra para invitar, en este banquete, a los estudiosos de las sociedades campesinas más allá del espacio cultural de tradición nahua.

Tras una larga investigación que empezó con un brillante opus, *La razzia cósmica: una concepción nahua sobre el clima* (2011), David Lorente adopta una posición francamente interaccionista en su estudio de la medicina de la Sierra de Texcoco. Su postura epistemológica consiste en abordar la pluralidad de modelos terapéuticos, no como campos aislados, sino como los *basic building blocks* de un continuo terapéutico que abarca desde los humildes gestos de atención de la madres de familia hasta las formas institucionales de afirmación del poder biomédico. Este enfoque tiene la ventaja de aclarar los modos en que circula la información y las decisiones de un sistema a otro, así como el registro de los itinerarios terapéuticos seguidos por los actores, cuando se enfrentan con lógicas simbólicas en conflicto. Las madres de familia se elevan al rango de actores de primera plana, como portadoras de un saber capaz de elucidar las enfermedades de las almas, sobre las cuales van a resultar las especialistas incontestables. En particular, se hace hincapié en su rol como gestoras de la praxis doméstica, focalizada en las dolencias de los niños, cuyo examen se ubica al margen de la medicina oficial en los centros de salud. El desempeño de las madres al efectuar un diagnóstico es central, hasta volver a estas especialistas *amateurs*, reconocidas en la comunidad, como portadoras de una auténtica legitimidad profesional. El autor desvela cómo estos "modelos de autoatención" maternos llenan un vacío conceptual al explorar, podríamos decir, esa frontera sutil entre lo psíquico y lo somático en un contexto que implica necesariamente una colaboración con otros "tradiespecialistas", en cuanto al pronóstico y al tratamiento de las patologías pediátricas.

Además, la metodología de Lorente tiene la ventaja de desubicar la institución "chamánica" de su alteridad conceptual para instalarla en medio de las maneras campesinas de combatir el dolor y de observar cómo, a través de este diálogo difícil, los roles se compenetran y la lógica chamánica se nutre de su confrontación con la visión biomédica de la ciencia. En este contexto, los actores se ajustan a la constante guerra de saberes y al torbellino de mensajes vinculados con el cercano leviatán urbano.

Revisando los conceptos nahuas de persona, el autor enfatiza algunos rasgos diacríticos que singularizan la doxa médica en Texcoco, en particular la ausencia de creencia en un doble animal, coesencia o nahual, una categoría reservada a los especialistas tradicionales. Son singularmente bienvenidas las glosas acerca de las nociones de "espíritu unitario" que concentra "todos los espíritus pulsos que palpitan a lo largo del organismo". Lo más fascinante del sistema anímico nahua es la idea de "un doble cuerpo que está adentro": la corporalidad interna conceptualizada como una entidad antropomorfa, "imagen del cuerpo orgánico que está, por contraste, afuera". Esta propuesta radical presenta un evidente eco con otras regiones de Mesoamérica, como los Altos de Chiapas o las sociedades nativas del México oriental —los otomíes, por ejemplo, con sus figuras de papel recortado— dentro del denominado "complejo del ídolo". Su propuesta ofrece una clave argumentada sobre la manera de "hacer cuerpos" por parte de los nativos, para pensar idealidades metafísicas que permiten entender la dialéctica del adentro-afuera con mayor precisión.

David Lorente registra sugerentes testimonios de especialistas que relatan en detalle su iniciación y práctica profesional, incluyendo parteras, curanderos hierberos de susto y mal aire, brujos y graniceros —ignorados muchos de ellos por el personal sanitario—, así como de madres de familia en cuanto a su papel trascendental en la odisea terapéutica de los pueblos mesoamericanos. Estas viñetas representan un tesoro etnográfico de primer orden. El lector descubrirá la complejidad de la etiología de las enfermedades culturales y su incidencia en los niños de la Sierra, así como el alto grado de sofisticación de su tratamiento. Las dos grandes clases de patologías, físicas y espirituales, remiten a una especialización de los actores de la salud. Las enfermedades anímicas solicitan una ritualización del proceso curativo dentro de una experiencia dialógica con las fuerzas del mundo otro. Muchas de estas patologías remiten a un complejo de actitudes persecutivas, como el mal de ojo y las enfermedades de los espíritus del agua, que sirve de trasfondo a toda la cosmovisión de la gente de la Sierra de Texcoco. Particularmente relevante es el síndrome de la *tlahuepochi* o bruja chupasangre, que se inscribe en un modelo mesoamericano de la depredación, con raíces prehispánicas, que no ha sido alterado por el proceso colonial ni por la globalización de las culturas campesinas del México central. David Lorente matiza de manera muy convincente el marco diagnóstico de los males espirituales, explicando cómo los especialistas, al negociar con fuerzas ajenas, se vuelven los vectores de patologías o de actos persecutivos, dentro de conductas ambivalentes, generadoras, al mismo tiempo, de angustia y de aceptación de su poder.

El autor, a partir de la aportación de su material de campo, de la medicina tradicional y sus avatares en diálogo con la biomedicina, abre su compás de etnógrafo hacia el *modus cognoscendi* nahua de la Sierra. David Lorente se interroga en particular sobre el desinterés visceral de la academia hacia una zona-frontera de la megalópolis capitalina y las áreas rurales en vía de urbanización. Agrega un análisis significativo acerca de la invisibilidad de los especialistas tradicionales: la necesidad de ocultar su imagen conforme ascienden en el escalafón de estatus de la comunidad. Hoy en día, este proceso de autodisimulación sigue funcionando como un mecanismo de consolidación de los *Grundrisse* de la cosmología nativa texcocana.

Este libro —bien pensado, bien escrito— abre sin lugar a dudas una serie de reflexiones originales sobre el encuentro agresivo entre dos epistemes en conflicto. Por un lado, el saber tradicional en una sociedad indígena campesina agredida por una cercanía conflictiva a la civilización posindustrial de la capital mexicana; por el otro, el *corpus* biomédico y sus presupuestos hegemónicos. Con una empatía indiscutible, David Lorente ha logrado dar a conocer pliegues mal documentados de la cosmovisión texcocana, al desplazar la mirada del antropólogo hacia esos saberes discretos, que se organizan y se transmiten dentro del *huis clos* de la vivienda, a cargo de las mujeres. En este sentido, el crédito de esta obra reside en haber rehabilitado su papel como transmisoras del *eidos* nahua, por su anclaje en la imagen del cuerpo y sus ecosistemas.

En definitiva, el libro de David Lorente, más allá de la fascinante etnografía que propone al lector, propiciará una reconsideración drástica de las creencias ingenuas de los antropólogos mexicanistas en favor de un reexamen de las epistemes nativas en tiempos de la globalización. Las periferias de las grandes urbes se han vuelto un laboratorio inesperado de investigación para rescatar y legitimizar las culturas vivas de los pueblos originarios de la Cuenca de México, no como fósiles museográficos, sino como piezas activas de nuevos ecosistemas que la dilución irreversible de la lengua y los aspectos más visibles de la cultura nahua no debe ocultar. Dentro de este programa, David Lorente ha elegido la vía más fecunda, la exploración del cuerpo humano y de sus avatares, como pantalla de expresión del devenir comunitario. Este libro servirá como un vademécum precioso para nuevas generaciones de investigadores del mundo mesoamericano.

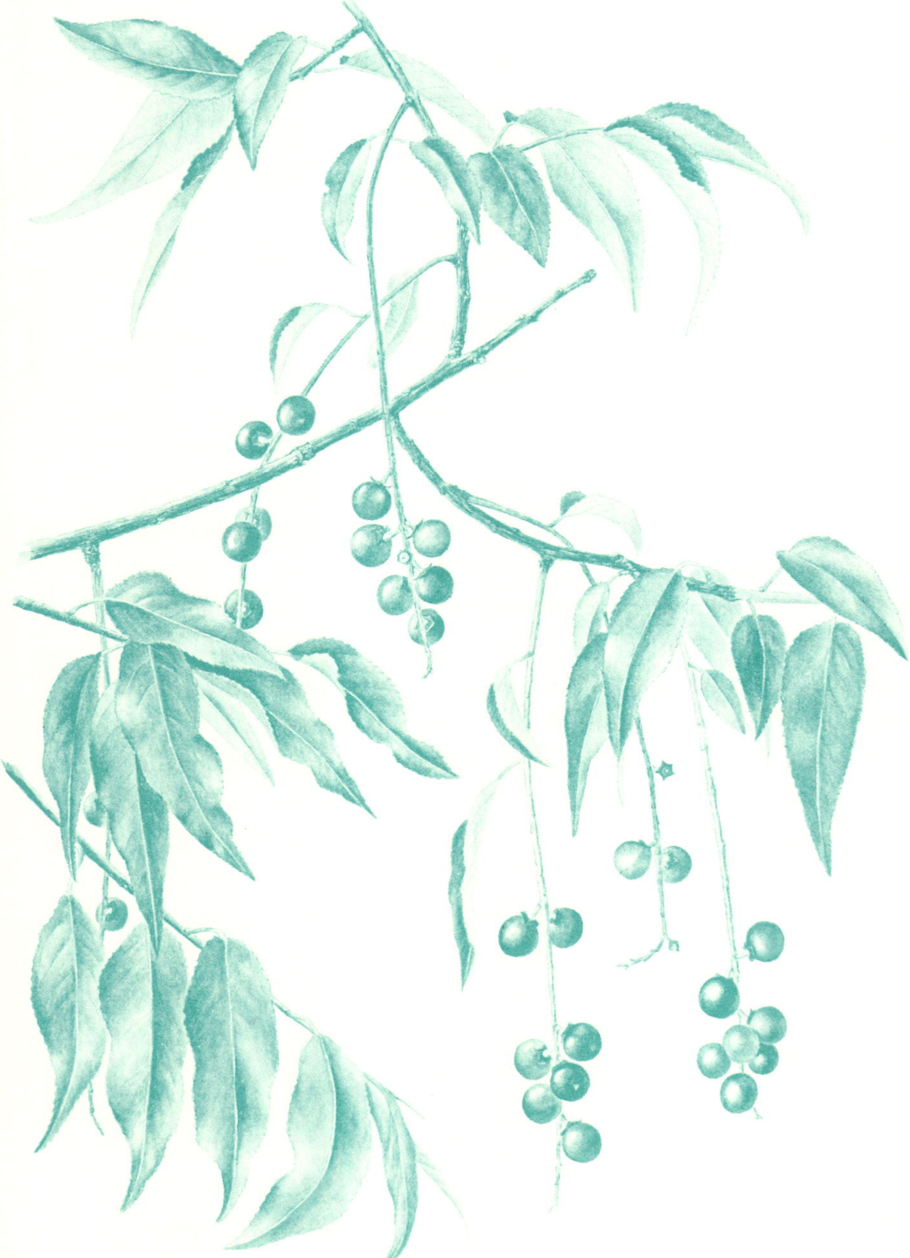

Capulín

(Prunus salicifolia Kunth*)*

Introducción

Desencuentros médicos

La Sierra de Texcoco es una región representativa de otras áreas indígenas o mestizas de México donde la medicina tradicional convive con la biomedicina en el marco de complejas transformaciones sociales y económicas. Esta situación genera una serie de encuentros, desencuentros, conflictos y rechazos entre ambas formas de medicina. El propósito de este libro es internarse en este entramado donde los curanderos coexisten con los médicos de los centros de salud y con la medicina doméstica que las madres practican en el seno del hogar.

El panorama de la Sierra de Texcoco revela un modelo tripartito de salud que podría ilustrar lo que sucede actualmente en numerosas regiones rurales o indígenas del país, e incluso en áreas urbanas. A medida que las poblaciones mexicanas reciben la creciente influencia de la medicina oficial con la creación de centros de salud o la llegada de políticas estatales, y se intensifica la incidencia de las ciudades, el sistema de la medicina tradicional se ve expuesto a otras modalidades médicas, dando lugar a complejas dinámicas de convivencia e interacción entre los diversos sistemas médicos. Como explica Jacques Galinier: "la intrusión de la medicina occidental no ha hecho retroceder la función chamánica, por el contrario, y esa práctica representa una de las palancas alternas para apoyar o invalidar la terapéutica hospitalaria que no se considera eficaz".[1] Del mismo modo, la medicina familiar no parece haber sido desplazada por la implantación de la biomedicina.

La Sierra de Texcoco, cuyos límites se difuminan con los de la Ciudad de México, alberga una diversidad de curanderos indígenas que desempeñan su labor al margen de los centros de salud, abocándose al tratamiento de dolencias basadas en concepciones indígenas del cuerpo y la persona. Cuando se trata de enfermedades infantiles, la labor de los curanderos nativos se ve acompañada con frecuencia de la terapéutica emprendida por las madres en los hogares. De esta forma, curanderos y madres de familia constituyen verdaderos expertos en el tratamiento de diversas afecciones indígenas negadas por la biomedicina, y principalmente de aquellas consideradas como anímicas o relativas al espíritu. Madres y curanderos son así genuinos "especialistas de las almas".

Las enfermedades de los niños implican la convergencia o alternancia de madres y curanderos en el ámbito descrito habitualmente como medicina doméstica. Denominada también "atención doméstica"[2] o "modelo de autoatención",[3] la medicina doméstica atañe inicialmente a las madres de familia, pero al afrontar enfermedades infantiles que afectan al alma o a los espíritus del niño, involucra a los curanderos tradicionales en un nivel u otro del proceso terapéutico. Estudiar la medicina doméstica pone de manifiesto la existencia de enfermedades indígenas al margen de la terapéutica de los centros de salud y

1 Jacques Galinier, *Una noche de espanto. Los otomíes en la oscuridad*. Hidalgo-Ciudad de México, Universidad Intercultural del Estado de Hidalgo (UICEH) / Société d'Ethnologie / Centro de Estudios Mexicanos y Centroamericanos (CEMCA), 2016, p. 97.

2 Arthur Kleinman, *Patients and Healers in the Context of Culture. An Exploration of the Borderland between Anthropology, Medicine, and Psychiatry*. Berkeley, University of California Press, 1980, pp. 50-59.

3 Eduardo Menéndez, *Antropología médica. Orientaciones, desigualdades y transacciones*. Ciudad de México, Centro de Investigaciones y Estudios Superiores en Antropología Social (CIESAS), 1990.

explica la vigencia de los saberes domésticos y la presencia de curanderos con un papel destacado en la comunidad. En palabras de Lluís Mallart: "No podemos olvidar que un sistema médico empieza a tomar forma en un rincón de la cocina cuando la madre intenta calmar con un brebaje los primeros síntomas de su hijo enfermo. De este gesto a los grandes ritos terapéuticos celebrados por especialistas hay, ciertamente, una gran distancia, pero el sistema médico de una sociedad ha de considerarse como un todo sin omitir ninguno de sus elementos etnológicamente pertinentes".[4]

No obstante, una ojeada a la literatura mesoamericana revela que, con puntuales excepciones,[5] la medicina familiar raramente es objeto de trabajos monográficos que la presenten en su contexto sociocultural. El panorama plantea una *terra incognita* y, al mismo tiempo, un terreno fértil por explorar. Como han explicado Carlos Zolla y sus colaboradores: "Las razones por las que aún no conocemos bien las modalidades de la medicina doméstica dentro de los grupos indígenas y campesinos obedecen a las características del fenómeno y a los enfoques empleados en el estudio de la práctica médica en las áreas rurales".[6]

4 Lluís Mallart, "El sistema médico de una sociedad africana. Los evuzok del Camerún", en Gerardo Fernández Juárez (coord.), *Salud e interculturalidad en América Latina: antropología de la salud y crítica intercultural.* Quito, Abya-Yala / Agencia Española de Cooperación Internacional (AECID) / Universidad de Castilla-La Mancha (UCLM) / Fundación para la Cooperación y Salud Internacional Carlos III, 2006, p. 70.

5 Como los estudios de Rosa María Osorio, *Entender y atender la enfermedad. Los saberes maternos frente a los padecimientos infantiles.* Ciudad de México, CIESAS / Instituto Nacional de Antropología e Historia (INAH) / Instituto Nacional Indigenista (INI) / Conaculta, 2001; Paul Hersch y Lilián González, *Enfermar sin permiso. Un ensayo de epidemiología cultural a propósito de seis entidades nosológicas de raigambre nahua en la colindancia de Guerrero, Morelos y Puebla.* Ciudad de México, INAH, 2011.

6 Carlos Zolla, Sofía del Bosque, Virginia Mellado *et al.*, "Medicina tradicional y enfermedad", en Roberto Campos Navarro (comp.), *La antropología médica en México*, Tomo II. Ciudad de México, Instituto Mora / Universidad Autónoma Metropolitana (UAM), 1992, pp. 71-104.

En este sentido, uno de los aportes del presente libro es brindar un panorama detallado de cómo opera esta forma de medicina en la Sierra de Texcoco. Más que pensarse disociada de la terapéutica tradicional, como ámbitos de acción independientes, medicina indígena y familiar se imbrican en un *continuum* configurando un dominio compartido. Es al tratar las afecciones anímicas infantiles cuando se aprecia mejor. El espacio doméstico es donde se manifiestan ciertas enfermedades del alma; allí las madres efectúan el diagnóstico inicial y los primeros tratamientos, decidiendo, en el curso de la enfermedad, el desarrollo de los itinerarios terapéuticos. Los curanderos indígenas se incorporan entonces como parte del mismo complejo terapéutico.

Este libro contribuye también a mostrar diversas enfermedades indígenas o síndromes de filiación cultural de las que se carece de análisis detallados, como la tiricia, la chupada de bruja o ciertas afecciones infantiles atribuidas a los espíritus dueños del agua. A su vez, la obra muestra cómo la vigencia de las prácticas terapéuticas tradicionales revela la presencia de las concepciones nahuas del cuerpo y de la persona en la vida cotidiana, expresando una cosmología y una manera indígena de estar en el mundo.

De forma coral y polifónica, el libro reúne las voces de una pluralidad de terapeutas indígenas —parteras, curanderos, hierberos, brujos, graniceros—, así como de madres de familia, médicos alópatas y pacientes de la Sierra. Los testimonios reflejan diversas perspectivas sobre el origen de las enfermedades y la pertinencia de los tratamientos, con la expresividad de sus estilos y palabras propias.[7]

7 Los testimonios fueron recogidos, en español, lengua mayoritaria empleada en la Sierra de Texcoco. En consecuencia, también numerosas nociones y conceptos utilizados por los nahuas se enuncian en esta lengua. Sin embargo, como resultará posible apreciar, la carga semántica nahua pervive vigorosa encapsulada en una lengua foránea: la dilución progresiva del náhuatl no implica la pérdida del sistema cosmológico ni de la ontología nativa; antes bien, parece operar una suerte de trasvase de la carga conceptual indígena a un registro lingüístico ajeno. No obstante, cuando existen, figuran en el libro los términos originarios en

El cruce de miradas ilumina las nociones nahuas de la enfermedad, pero también expone los conflictos culturales derivados de la confrontación entre la medicina indígena y la visión biomédica de los centros de salud. A su vez, los terapeutas indígenas revelan los procesos de iniciación y aprendizaje por los que, mediante sueños o enfermedades, adquirieron el "don", las facultades y los conocimientos necesarios para ejercer la curación.

El cuerpo, el alma, la palabra es el resultado de la relación, por más de quince años, con los pobladores de la Sierra de Texcoco. Entre 2003 y 2018 pude compartir la vida cotidiana de las comunidades de Santa María Tecuanulco, Santa Catarina del Monte y San Jerónimo Amanalco en sucesivas estancias de investigación. Gracias a la confianza de vecinos y terapeutas tuve oportunidad de acceder a un ámbito escasamente visible y se me concedió participar en distintos rituales terapéuticos, asistiendo en ocasiones a los especialistas indígenas en sus labores.[8]

náhuatl, aunque predominan los vocablos resultantes de su hibridación con el español o adoptados directamente de este idioma.

8 Durante la investigación se llevaron a cabo observación participante y entrevistas abiertas o "no directivas" en distintos contextos cotidianos y rituales, tanto con pobladores legos como con varios terapeutas indígenas, que fueron grabadas y transcritas, fruto de las cuales surgen los testimonios de vida, iniciación o episodios terapéuticos de este libro.

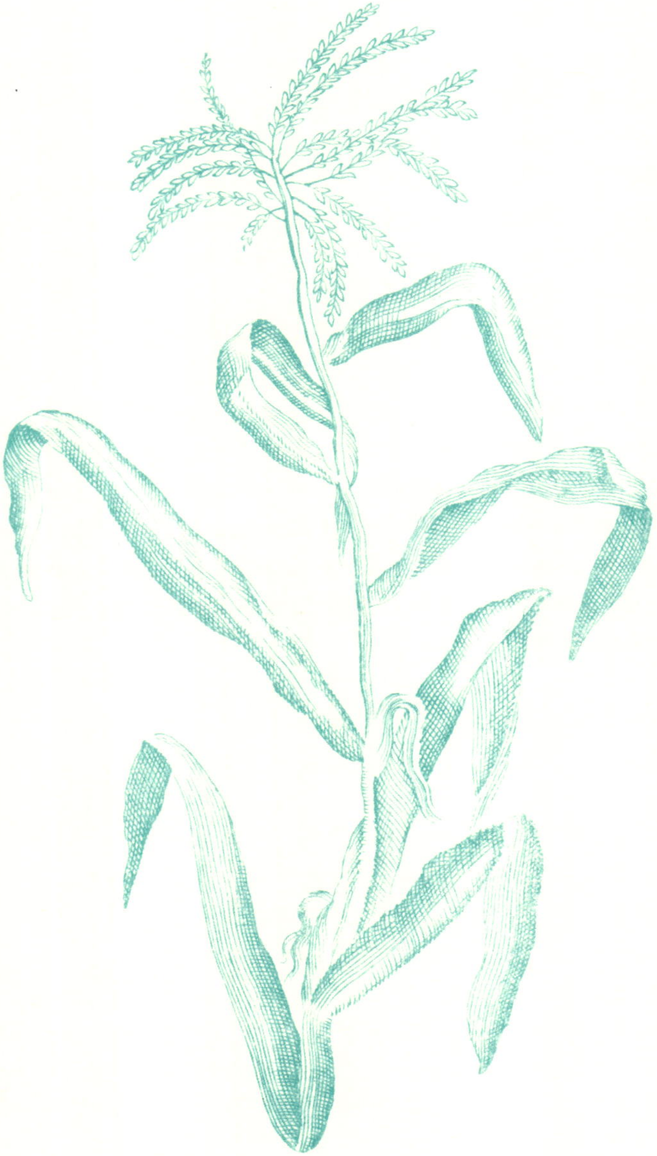

Maíz

(*Zea mays* L.)

La Sierra de Texcoco

La Sierra de Texcoco, situada a cuarenta kilómetros al oriente de la Ciudad de México, experimenta desde la década de 1970 un proceso de modernización al ritmo de la expansión creciente de la capital. En su paisaje enclavado entre cerros —Tláloc al sur, Tlamacas al norte y Tezcutzingo al oeste— destacan aún las viviendas dispersas entre tierras de cultivo y el trazo de un sistema de riego precolombino, aunque la Sierra se encuentra cada vez más poblada.

A diario, hombres y mujeres viajan a la Ciudad de México y Texcoco para emplearse como vendedores de flores, músicos, policías, albañiles y empleadas domésticas. Este contacto con las dinámicas de la vida urbana ha desplazado la vestimenta indígena. Asimismo, los programas de educación oficial en las décadas de los cuarenta y cincuenta influyeron en la disminución de los hablantes de náhuatl. Actualmente, los serranos mayores de cuarenta años de Amanalco, Tecuanculco y Santa Catarina hablan o entienden náhuatl, pero los niños son monolingües del español, al igual que la totalidad de los habitantes de San Juan Totolapan y San Pablo Ixayoc. Según el censo de INEGI, correspondiente al año 2000, de los 15 976 pobladores serranos, sólo 1 905 (cerca del 10%), hablaban náhuatl.

En años recientes, con cerca de 22 000 habitantes, en la Sierra destaca un acceso generalizado a Internet —con el uso de redes sociales y el consumo masivo de información digital— y el auge de una generación de universitarios que estudia en ciudades cercanas. Tal situación pareciera asemejar a la Sierra con otras regiones indígenas de México próximas a las grandes urbes e inscritas en los actuales procesos de globalización. No obstante, la Sierra manifiesta el dinamismo de una tradición cultural propia, cuyos orígenes se remontan a tiempos precolombinos, cuando algunas de sus poblaciones fueron fundadas por Nezahualcóyotl. Las nociones nahuas sobre la salud, la enfermedad y la curación, estrechamente asociadas con la concepción local de la persona, constituyen una parte destacada de esta tradición cultural.[1]

La atención hospitalaria y la medicina indígena

Una de las transformaciones asociadas con la modernización fue la biomedicina: la atención sanitaria llegó a la Sierra en la década de los setenta, cuando se instalaron pequeños dispensarios que resultaron efímeros por el rechazo y la desconfianza de los vecinos.[2] En los años noventa, a la par de campañas de divulgación de la medicina institucional, se emplazaron clínicas de salud en el centro de las poblaciones: edificios de una o dos plantas provistos de almacenes, salas de espera y consultorios equipados con camillas, instrumental sanitario, medicinas de patente y, en ocasiones, aparatos de rayos X.

Por lo común, estos lugares son dirigidos por médicos jóvenes que cumplen con su servicio social reglamentario, mientras concluyen su carrera en la UNAM y se preparan para trabajar en otro lugar. Al

1 Una descripción histórica y cultural de la Sierra de Texcoco figura en David Lorente, *La razzia cósmica: una concepción nahua sobre el clima. Deidades del agua y graniceros en la Sierra de Texcoco*. Ciudad de México, CIESAS / Universidad Iberoamericana (UIA), 2011; David Lorente, "Nezahualcóyotl es Tláloc en la Sierra de Texcoco: historia nahua, recreación simbólica", *Revista Española de Antropología Americana*, núm. 42, vol. 1, 2012c, pp. 63-90.

2 Para el caso de Santa María Tecuanulco, véase Jacinta Palerm Viqueira, *Santa María Tecuanulco: floricultores y músicos*. Ciudad de México, UIA, 1993.

médico lo apoyan varias enfermeras oriundas del pueblo que cuentan con la aceptación y confianza de los vecinos, lo que suele ser deliberadamente instrumentalizado para poner en práctica campañas sanitarias de varios tipos que no le estarían permitidas a un foráneo y socializar entre los vecinos (como si de una misión de proselitismo encubierto se tratase) los términos, concepciones y prácticas de la biomedicina. En gran medida, las enfermeras participan de la ideología biomédica y actúan como "cómplices" del médico en la difusión del conocimiento sanitario.[3] Otras enfermeras de campo, conocidas como TAPS (Técnicas en Atención Primaria de Salud), colaboran diagnosticando y brindando asistencia a domicilio durante la Semana de Salud y las campañas de vacunación o rehidratación infantil. Por esta práctica continua los serranos se han familiarizado con términos como inyecciones, hipertensión, diabetes, cáncer, etcétera, que incorporan, no siempre en sentido puntual, a su repertorio de conceptos cotidianos.

Los centros de salud diagnostican y afrontan ciertas dolencias recurrentes en la Sierra. Las más comunes son afecciones respiratorias por el frío invernal, diarrea parasitaria infantil, conjuntivitis alérgica debida al polvo y al polen, rinitis alérgica y asma. También tratan casos de obesidad, ya que a la dieta basada en maíz y frijol se han sumado alimentos prefabricados y envasados junto a refrescos y dulces industriales. El alcoholismo es considerado un problema común, sobre todo entre los músicos; los ancianos suelen fallecer de enfermedades crónicas como la diabetes.

Los serranos han aceptado estas dolencias como enfermedades susceptibles de ser tratadas en los centros de salud; parte de la población

---

3 Sobre estas concepciones y prácticas tergiversadas de la medicina intercultural, véase el análisis de Gerardo Fernández Juárez, "Al hospital van los que mueren. Desencuentros en salud intercultural en los Andes bolivianos", en Gerardo Fernández Juárez (coord.), *Salud e interculturalidad en América Latina.* Quito-Ecuador, Abya-Yala, 2006, pp. 317-336. El autor refiere el caso de los centros hospitalarios de Bolivia y el uso de los especialistas rituales locales como auxiliares al servicio de la biomedicina.

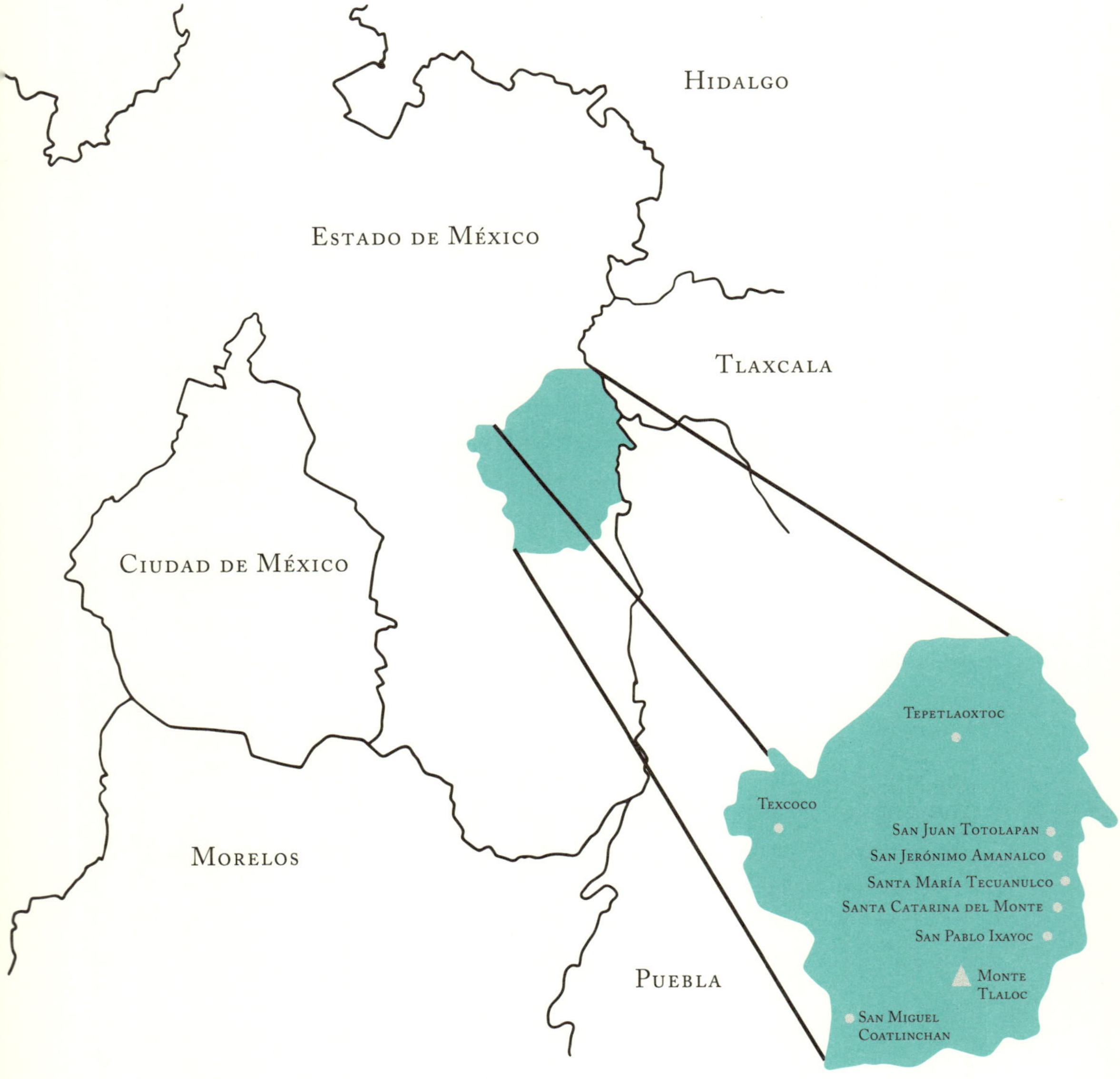
Hidalgo
Estado de México
Tlaxcala
Ciudad de México
Morelos
Puebla
Tepetlaoxtoc
Texcoco
San Juan Totolapan
San Jerónimo Amanalco
Santa María Tecuanulco
Santa Catarina del Monte
San Pablo Ixayoc
Monte Tlaloc
San Miguel Coatlinchan

acude allí atendiendo a las terapias del médico. Sin embargo, el personal sanitario sólo reconoce a estas enfermedades como tales. Las otras categorías de enfermedades que padecen los serranos, calificadas por la antropología médica como síndromes de filiación cultural[4] o culturalmente delimitados (afecciones relacionadas con las distintas dimensiones simbólicas de la cultura y las relaciones sociales de un grupo, y cuyo padecimiento y técnicas de curación encuentran su sentido y condiciones de posibilidad en el seno de la misma cultura y no en parámetros o criterios externos), son ignoradas o negadas por el personal sanitario. El susto o espanto, el mal aire, la pérdida del espíritu, el mal de ojo, la agresión de un nahual o de una bruja chupasangre *(tlahuepochi)*, el daño o brujería, junto a ciertas enfermedades infantiles —caída de mollera, tiricia o chincual— son desacreditadas y tildadas de supersticiones o ignorancia por los doctores. Los médicos censuran, descalifican y estigmatizan a los pacientes e indirectamente los persuaden de que son males de una naturaleza clandestina, lo que conlleva que se nieguen públicamente y permanezcan en secreto.[5]

De igual manera, los terapeutas indígenas que atienden estas enfermedades son ignorados por los médicos. En las visitas que realicé a los centros de salud de Tecuanulco y de Amanalco encontré respues-

4 De acuerdo con Carlos Zolla, Sofía del Bosque, Virginia Mellado, *et al.*: "aquellos complejos mórbidos que son percibidos, clasificados y tratados conforme a claves culturales propias del grupo y en los que es evidente la apelación a procedimientos de eficacia simbólica para lograr la recuperación del enfermo" ("Medicina Tradicional y enfermedad", en Roberto Campos (comp.), *La Antropología médica en México,* Tomo II. Ciudad de México, Instituto Mora / Universidad Autónoma Metropolitana (UAM), 1992, p. 100). Véase la bibliografía final para otros estudios sobre el tema.

5 Acerca de las complejas formas de relación entre la medicina tradicional y la alópata, las negociaciones, diálogos y conflictos entre ellas, véanse, en la bibliografía final, para el caso de México: Gonzalo Aguirre Beltrán (1955), Marcela Olavarrieta (1977), Mario Humberto Ruz (1983), María Eugenia Módena (1990), William Holland (1990), Alessandro Lupo (1998, 1999, 2017), María del Carmen Anzures y Bolaños (1989, 2000), Antonella Fagetti (2003, 2004), Pedro Pitarch (2007), Paul Hersch y Lilian González (2011), Carlos Zolla (2011), Roberto Campos Navarro (1997, 2016b).

tas idénticas y significativas. El médico de Tecuanulco me aseguró que "en el pueblo la medicina tradicional está representada exclusivamente por los sobanderos y las parteras, quienes manejan un buen porcentaje de los nacimientos, pero no existe nada parecido a los brujos o hechiceros". En Amanalco la enfermera en jefe me explicó que los únicos médicos tradicionales del pueblo eran los "curanderos naturistas" o "herbolarios".[6] En ambos casos se reconocía únicamente a los terapeutas nahuas cuyas formas de concebir la enfermedad y los tratamientos coincidían, o se asimilaban, con los de la medicina académica. Acomodar huesos y atender traumatismos y torceduras (el huesero y el sobandero), supervisar un nacimiento (la partera) o aplicar remedios herbolarios contra una afección (el hierbero) no eran conceptualmente distintos de las prácticas curativas de los centros de salud. Pero médicos tradicionales como los graniceros (terapeutas de las enfermedades del agua), los *tepatique* (curanderos de aires y sustos), los espiritualistas trinitarios marianos que, a la manera de médiums, se dejaban poseer por el espíritu de los difuntos, o los brujos *tetlachihuique* (que se concibe dañan con la mirada) eran ignorados o negados por el personal sanitario.

Enfermedades materiales y espirituales

Los pobladores de la Sierra clasifican las enfermedades en dos categorías principales: dolencias "materiales" o físicas y males "espirituales". Se trata de una taxonomía indígena expresada en español, que enfatiza tanto las causas o etiología de la enfermedad como la dimensión de la persona a la que afecta más directamente.

Para los nahuas, las enfermedades físicas o materiales incluyen contusiones, infecciones respiratorias, dolencias de huesos, afecciones cutáneas, embarazos y partos, accidentes, empacho, diarrea, chincual, desplazamiento de órganos, desarreglos alimenticios, desajuste

6 La entrevista de Tecuanulco fue realizada en junio de 2003, y la de Amanalco, en abril de 2011.

del equilibrio térmico corporal (enfriamientos, calenturas). En suma, trastornos cuya causa se considera habitualmente naturalista, accidental, fruto de una intervención imprevista del entorno y sin aparente intencionalidad de un agente consciente (cambios de temperatura, alimentos inadecuados, golpes), o bien resultado de un funcionamiento deficitario e imperfecto del organismo.

Por su parte, las afecciones espirituales afectan a los principios anímicos del ser humano y son causadas por agentes patógenos conscientes: dueños de los lugares, malos aires, nahuales, en ocasiones Dios o los santos y, con frecuencia, individuos con capacidades nocivas o brujos con intenciones dañinas. Entre estas enfermedades destacan el susto o espanto *(mauhtia)*, el mal aire *(yeyecatl)*, la alferecía, el mal de ojo y su variante el *xoxal*, "la chupada de bruja", el robo del espíritu, así como la amplia serie de dolencias psíquicas y somáticas derivadas de la "mala enfermedad" o "daño" producido por brujería. No obstante, otros padecimientos de este tipo, como la tiricia, son provocados de forma accidental o involuntaria.

Esta clasificación de las enfermedades[7] debe tomarse con cuidado y no considerar que la nosología nahua se corresponde con una simple diferenciación entre los dominios del cuerpo y del alma tal y como son definidos en la concepción médico-filosófica occidental. Para los nahuas, las enfermedades concebidas como físicas pueden hallarse, en ocasiones, estrechamente ligadas con una causalidad espiritual, en el sentido de ser desencadenadas indirectamente por un agente espiritual patógeno (como cuando la caída de mollera es concebida resultado de padecer un susto), o las enfermedades de carácter espiritual producir transtornos orgánicos o físicos que pueden ser considerados como sus síntomas (por ejemplo, los forúnculos presentes en la cabeza del niño afectado por mal de ojo o *xoxal*, o la palidez y la abulia

7 De forma análoga, Italo Signorini y Alessandro Lupo registran entre los nahuas de la Sierra Norte de Puebla una división entre "las enfermedades naturales" y "los males considerados el producto de intervención de fuerzas humanas y/o extrahumanas" (*Los tres ejes de la vida: almas, cuerpo, enfermedad entre los nahuas de la Sierra de Puebla*. Xalapa, Universidad Veracruzana, 1989, p. 34).

de aquellos que sufren de tiricia). De esta manera, la concepción nahua de la enfermedad constituye un proceso complejo caracterizado por una relación interdependiente entre dimensiones corporales y anímicas, pese a que la clasificación nosológica tiende a establecer, a nivel descriptivo, categorías nítidas.

La distinción indígena entre enfermedades materiales y espirituales rige en gran parte la especialización de los terapeutas tradicionales. Dicha especialización responde tanto al tipo de dolencias que tratan los terapeutas como a sus técnicas y procedimientos. Quienes curan "materialmente" son los hueseros, sobanderos, parteras y hierberos o curanderos herbolarios, así como el personal biomédico de los centros de salud. Ellos atienden afecciones de la dimensión orgánica del ser humano, recurriendo a procedimientos de carácter empírico y a terapias mecánicas: masajes, fricciones, succiones, tisanas, supositorios, vendajes, cataplasmas, entre otras. Quienes curan "espiritualmente" son los *tepatique* o terapeutas generalistas de susto y mal aire, los curanderos herbolarios, las parteras, los *tesifteros* o graniceros, los espiritualistas trinitarios marianos y los *tetlachihuique* o brujos, a los que se les atribuye una capacidad de comunicación con seres del mundo-otro. Sus terapéuticas están altamente ritualizadas e incluyen invocaciones, oraciones, limpias con agua bendita, huevos, hierbas aromáticas o gallinas, recuperación y traslado del espíritu perdido hasta el cuerpo del enfermo, ofrendas dirigidas a saldar la deuda del paciente con las entidades patógenas e incluso procedimientos de devolución del daño o brujería al agresor. A diferencia de los padecimientos materiales, los males anímicos son atendidos exclusivamente por los terapeutas tradicionales porque "cuando van con el doctor, empeora o muere la persona".

La especialización de los terapeutas nativos en el tratamiento de enfermedades físicas o espirituales incluye configuraciones individuales. Con frecuencia ciertos curanderos concentran en su persona especialidades diversas: un granicero consagrado a tratar los males del agua puede hallarse facultado, mediante aprendizajes sucesivos, para atender el susto o espanto, afrontar dolencias de huesos, prescribir farmacopea herbolaria y combatir o producir la brujería, combinándose así terapéuticas materiales y espirituales en un mismo individuo.[8] A su vez, debido a su complejidad y ambivalencia, los terapeutas indígenas pueden ser también concebidos como generadores de enfermedad, es decir, capaces de desencadenar las afecciones que pueden curar.[9] Esta capacidad de producir males se asocia en ocasiones, paradójicamente, con una potencialidad para hacer frente a las enfermedades con mayor éxito.

Los terapeutas tradicionales, cuyas facultades para ejercer la curación se atribuyen a un don de nacimiento o derivado del padecimiento de enfermedades, sueños o revelaciones de carácter divino, comparten con algunos pobladores de la Sierra —especialmente con las madres de familia— un conocimiento acerca de la concepción de la persona nahua basada en su constitución anímica, así como en su morfología y fisiología internas. Estas nociones compartidas son un punto de convergencia entre las acciones de los terapeutas indígenas y la atención doméstica brindada por las madres de familia en la aplicación de tratamientos curativos a los padecimientos infantiles.

Concepciones nahuas del cuerpo y la persona

Dicen los nahuas que, durante el proceso de gestación en el seno materno, el feto recibe un alma y un corazón, denominados conjuntamente en náhuatl *yolotl*, corazón. El latido revela la llegada del alma. Al ser entregada por Dios-Sol, el alma manifiesta cualidades solares, calientesy luminosas.[10] Instalada en el corazón, dota al infante de vida, "fuerza" o

8 Este caso aparece analizado en Lorente, *La razzia cósmica*, *op. cit.*, 2011.

9 Alfredo López Austin, "Cuarenta clases de magos del mundo náhuatl", *Estudios de Cultura Náhuatl*, núm. 7, 1967, pp. 87-117.

10 Respecto a la identificación del Sol con la deidad suprema, exclaman los nahuas refiriéndose al Sol en el cénit: "¡Qué bonito, qué bonito, cómo trabaja Diosito!". Sandstrom señala que los nahuas del norte de Veracruz consideran que los seres humanos adquieren el alma (*tonalli*) al consumir maíz, al que se ha incor-

chicahualiztli y capacidad de movimiento y de crecimiento: "por naturaleza, los niños chiquitos tienen más calor que los adultos. Cuando comen, sudan, nosotros no. También cuando están abrigados sudan. Los viejitos, en cambio, son más fríos".[11]

El alma-corazón define el carácter y la fortaleza física y psicológica del niño: si será calmado o impetuoso, enfermizo o lo suficientemente resistente y provisto de vigor como para convertirse en curandero. "Desde niños se ve, porque hay criaturas que no se compadecen ante un lloriqueo, le quitan o arrebatan su juguete a otro: 'eso es mío', gritan. Dicen que no, se montan en lo suyo; aunque el otro niño se revuelque, llore, reniegue o patee. Esos son niños de carácter. Desde chiquitos se empieza a ver quiénes son fuertes o débiles; eso es de nacimiento".[12]

Se considera que hay niños de "corazón débil" *(yolozotlac)* y "corazón fuerte" *(yolochicahuac)*. Las emociones se gestan en el corazón. Los de corazón fuerte poseen latido recio, mirada intensa y son "muy berrinchudos, corajientos y alterados". Los de corazón débil tienden a la preocupación y a sufrir de susto o espanto. La fase lunar, nacer de día o de noche y el día del alumbramiento inciden en el tipo de alma y en la dotación de fuerza al infante. Los niños nacidos en luna llena se consideran más fuertes y longevos, contrariamente a los nacidos en luna nueva que "serán frágiles, como una plantita fresca que se muere muy fácil". Los que nacen de noche son más débiles que los nacidos de día. En este sentido, el origen y la intensidad de la luz, siendo menor la de la Luna y mayor la del Sol, se asocian con el nivel de fortaleza anímica o *chicahualiztli* asignada a los niños. Los infantes nacidos en martes o viernes poseen una fuerza excepcional y vienen al mundo a menudo provistos de un don: "esos niños, de grandes, incluso van a saber curar".

porado la fuerza vital del Sol a través de sus rayos (Alan Sandstrom, *Corn is Our blood: Culture and Ethnic Identity in a Contemporary Aztec Indian Village*. Norman, University of Oklahoma Press, 1991).

11 Curandera Fausta Linares, 61 años, Santa Catarina del Monte, 1/7/2004.

12 *Ídem.*

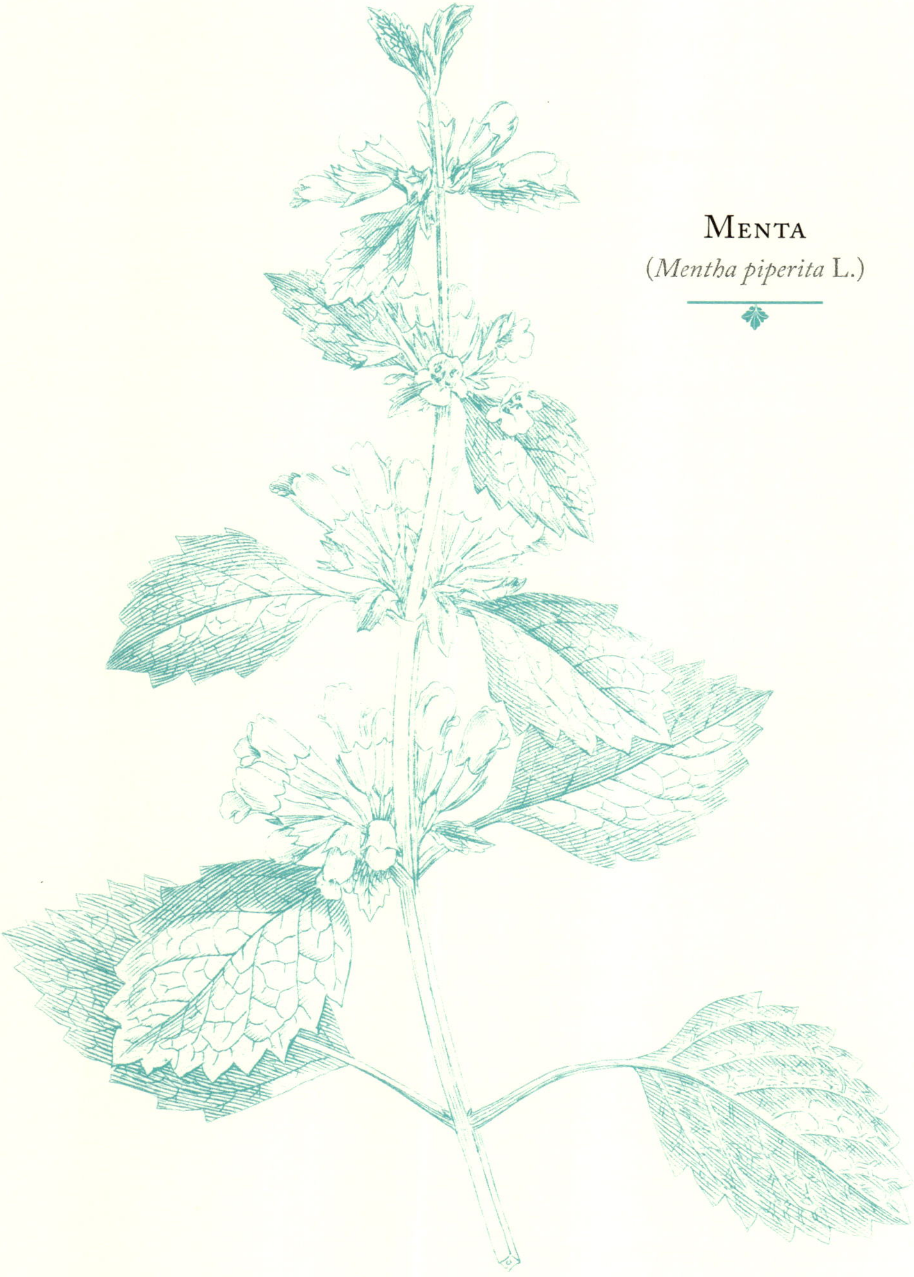

MENTA

(*Mentha piperita* L.)

Para los nahuas, el alma se extiende en irradiaciones a lo largo del cuerpo formando los "espíritus", pequeñas entidades anímicas ubicadas en las coyunturas o zonas anatómicas donde late el pulso.[13] Los espíritus son terminaciones capilares del alma, pequeños corazones que replican al corazón central. Una curandera afirmó: "es la misma 'cadenita' que tenemos del corazón al pulso, porque si ya no trabaja el corazón, ya no trabajan los pulsos". La concepción indígena acerca de la composición anímica de la persona enfatiza una configuración sistémica: un alma central que pone en funcionamiento un circuito ramificado y diversificado que recorre, mediante flujos e irradiaciones —los espíritus—, la totalidad del cuerpo. La sangre, que transporta la sustancia anímica y la fuerza vital, fluye desde el alma-corazón a los espíritus, que se dice "brincan" semejando el latido del corazón. Corazón, sangre y espíritus comparten su naturaleza caliente y contribuyen a mantener la temperatura adecuada del organismo.[14]

Los nahuas conciben al corazón situado en el centro del pecho y a los espíritus distribuidos a lo largo de la cabeza (sienes, frente, coronilla, nuca), cuello, hombros, pecho, interior de codos y muñecas, manos, vientre, cadera, genitales, rodillas, tobillos y pies. El conjunto de espíritus enfatiza la verticalidad del organismo y actúa como una

13 A menudo, los nahuas designan con el mismo término, formado a partir del sustantivo castellano ánima, el alma y los espíritus: *anmancon*, *ianimancon*, *animancon* o *animanconco*. Esta identidad terminológica responde a que alma y espíritus integran un complejo unitario: "es lo mismo el corazón, los pulsos, los espíritus". Esta concepción, así como la discusión con otras regiones nahuas, aparece detallada en David Lorente, "La configuración alma-espíritus: interioridades anímicas y el cuerpo como vestido entre los nahuas de Texcoco", *Estudios de Cultura Náhuatl*, vol. 58, 2020b.

14 En la concepción anímica de los nahuas de Texcoco no se hace referencia a una coesencia, *alter ego* o animal compañero que habite en el exterior del cuerpo humano. No se habla de *tonal* ni de nahual en relación con las personas legas. Los componentes anímicos se conciben localizados en el interior del organismo, excepto durante la enfermedad o las experiencias oníricas. Cuando los serranos se refieren a la noción de nahual, aluden a la capacidad que ostentan ciertos ritualistas de externar la entidad denominada espíritu en las horas de oscuridad para aparecer transformados en animales.

estructura o armazón interno que contribuye a mantener a la persona erguida: “si el alma enferma, nuestras extremidades o espíritus vienen para abajo, ya no tienen reacción”.

La posición erguida de la persona se asocia con la salud y con la posesión y ubicación de cada uno de los espíritus en su lugar. Pese a que, al hablar del cuerpo humano en abstracto, el número de espíritus varía en las descripciones, existe cierto consenso al referirse al género: el hombre posee cinco y la mujer, considerada más fuerte y activa, siete espíritus o “sentidos”. El circuito anímico se afianza y madura progresivamente con la edad. Esto explica la concepción que atribuye a los niños una mayor fragilidad anímica, proclive a la pérdida de los espíritus, precariamente fijados en el organismo.

Se asume que la totalidad de los espíritus conforma una entidad unificada a la que los nahuas nombran “espíritu”, en singular. El espíritu unitario concentra todos los espíritus-pulsos que palpitan a lo largo del organismo. Frente al alma-corazón, el espíritu rige en el interior del organismo diversas funciones, como la conciencia reflexiva, el pensamiento, la memoria, la intencionalidad, el lenguaje, y se vincula con la capacidad de socialización humana, pues da al sujeto la facultad de responder a los requerimientos de otros y de ejecutar los comportamientos socialmente establecidos; es decir, otorga la condición de “persona” o *tlacatl*. El espíritu alberga la identidad individual y, cuando se encuentra fuera del cuerpo en situaciones de enfermedad, responde al nombre propio de cada persona. La pérdida o las afecciones del espíritu desencadenan graves desequilibrios en el comportamiento del individuo y su “temperatura” corporal, como se verá más adelante al tratar los males infantiles. El espíritu unitario puede abandonar el cuerpo debido a tres causas principales: accidente o enfermedad (pérdida o captura por seres del mundo-otro), sueños (al desprenderse involuntaria o voluntariamente) y durante las intervenciones terapéuticas de un curandero tradicional o las acciones dañinas de un brujo.

Una particularidad del sistema anímico nahua es que se le concibe a manera de un cuerpo: “como un doble cuerpo pero que está adentro". A semejanza de las muñecas rusas, el espíritu es un cuerpo contenido dentro de otro cuerpo y reproduce la forma del contenedor que lo confina. Siendo una corporalidad interna de naturaleza espiritual, se le describe como una entidad antropomorfa a imagen del cuerpo orgánico que está, por contraste, afuera.[15] Pedro Pitarch se ha referido a la distinción, entre los mayas tzeltales, de dos clases de cuerpos en los humanos: un cuerpo-carne irrigado por sangre y un cuerpo-presencia que es la figura, la forma corporal, el semblante y se involucra en relaciones con otros cuerpos.[16] Los nahuas de Texcoco hablan de un cuerpo orgánico y un cuerpo que es, propiamente, el alma. El alma-espíritu es un cuerpo en ciertos contextos vinculados con los sueños y la terapéutica.[17] El otro cuerpo está formado por piel, órganos, músculos y huesos, denominado "nuestra carne" o *tonacayo*.

El cuerpo orgánico constituye un entramado de elementos con morfología y fisiología internas. El empirismo nahua señala la presencia de huesos, tendones, músculos, piel, venas y una diversidad de órganos, como cerebro, corazón, pulmones, estómago, hígado, páncreas, riñones e intestinos, entre otros. Sin embargo, su ubicación o funciones no siempre se corresponden con las nociones de la anatomía académica.[18] El núcleo del organismo lo constituye el corazón,

15 Es decir, como un cuerpo tanto en términos de su morfología y constitución (perecedera), como de su proceso de creación, su dimensión relacional con otros cuerpos (espíritus) humanos y, al encontrarse sexuado, su capacidad para ejercer un tipo de sexualidad reproductiva análoga a la humana.

16 Pedro Pitarch, "Los dos cuerpos mayas", en *La cara oculta del pliegue. Antropología indígena.* Ciudad de México, Artes de México / Conaculta, 2013, pp. 37-63.

17 Aparecida Vilaça indica, refiriéndose a ciertas culturas de la Amazonía: "el alma es un cuerpo visto desde otra perspectiva [...]. Cuerpo y alma son relaciones o posiciones, o mejor dicho perspectivas" ("Chronically Unstable Bodies: Reflections on Amazonian Corporalities", *Royal Anthropological Institute*, núm. 11, 2005, p. 455).

18 Muchas de las observaciones acerca de los órganos y de su emplazamiento se basan en extrapolaciones de la anatomía de animales que se crían en la Sierra para el consumo doméstico: cerdos, vacas y ovejas principalmente. La exposición al interior de los cadáveres humanos es poco frecuente.

que "con su latir activa todo el cuerpo; la fuerza del corazón llega tanto a las manos como a los pies". De él parte una configuración radial de venas que irrigan sangre a todos los órganos desde la parte superior del cuerpo hasta la inferior: cerebro, brazos, manos y estómago reciben la sangre antes que los órganos inferiores y los pies. Además, según su fisiología, tanto por su naturaleza intrínseca como por su actividad, existen zonas del cuerpo y órganos de calidad "caliente" o "fría". Se consideran calientes la cabeza *(tzonteco)*, el paladar, bajo la lengua *(icxitla inenepil)*, axilas *(tlamintl moecol)*, corazón *(yolotl)*, estómago *(ihte)*, ombligo *(xictli)*, ingles o genitales *(quehxil)*, intestinos *(cuitlaxcolli)* y la "guía", un pequeño órgano localizado en el extremo del recto. Por el contrario, el cabello *(tzoncalli)*, pulmones *(chichitl)*, páncreas *(necotepantla)*, riñones *(tlamin necotetencatl)*, vesícula biliar *(chichica)* e hígado *(tetepitz)* son fríos. La temperatura de los órganos incide con frecuencia en el origen y naturaleza de los males que los aquejan.

Esta configuración del organismo basada en el binomio frío-calor (en náhuatl *ixtic / totonqui*[19]) evidencia una importante dimensión térmica en la noción nahua de persona: el cuerpo como un sistema o termostato cuyo buen funcionamiento y salud dependen de que cada región y órgano conserven su temperatura inherente, contribuyendo así a una suerte de equilibrio térmico del cuerpo. No obstante, la concepción nahua es compleja dado que los órganos presentan diferentes grados de temperatura y el organismo experimenta oscilaciones térmicas en sus procesos fisiológicos.

Esta noción genérica del cuerpo humano promedio convive con diferencias individuales. Éstas se reflejan en la existencia de naturalezas humanas frías o calientes. El haber nacido con un alma-corazón fuerte influye en la constitución caliente de la persona, a diferencia de la naturaleza más fría de quienes nacieron con alma-corazón débil. A

19 Acerca de las categorías de frío y calor en Mesoamérica, véase la discusión entre George M. Foster y López Austin (Alfredo López Austin, *Cuerpo humano e ideología. Las concepciones de los antiguos nahuas.* Ciudad de México, UNAM, 1996 I, p. 318).

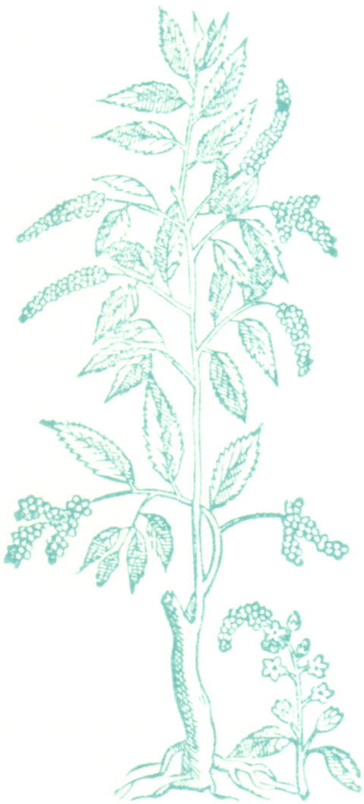

Capulín
(Prunus salicifolia Kunth*)*

las personas calientes se les atribuye un carácter impulsivo, pasional, activo, una mirada penetrante, mientras que a las frías se les concibe tímidas, pasivas y físicamente frágiles. La naturaleza térmica de las personas resulta importante para la medicina indígena, pues establece, en ocasiones, la distinción entre ser víctima o causante de agresiones anímicas (como el mal de ojo); entre padecer los efectos de ciertos males o producirlos.

Al margen de las diferencias individuales, las personas están sujetas a cambios de temperatura a lo largo de su vida. Al nacer se les suele considerar "muy calientes" y su temperatura disminuye a medida que maduran y envejecen. Pero a la vez, el calor o el frío distintivo de cada persona está sometido a situaciones coyunturales, a incrementos y descensos circunstanciales. Permanecer bajo el sol, el trabajo físico, estados corporales transitorios como la menstruación y el embarazo, las alteraciones del ánimo como el enojo, envidia, excitación o cansancio —consideradas calientes porque la sangre se acumula en algún punto del cuerpo e incluso llega a cocerse— producen un ascenso de la temperatura corporal. Por el contrario, la tristeza, el abatimiento, la pereza, el miedo o el estado de puerperio —cuando la mujer ha dado a luz y el recién nacido es depositario de todo su calor— se consideran fríos y desencadenan un estado corporal equivalente.

Esta concepción orgánica y térmica del cuerpo humano es la base de la teoría nahua del origen de los sentimientos, emociones y estados cognitivos ligados con la salud. El pensamiento tiene su origen en la cabeza y el corazón; las emociones y sentimientos se generan en dos órganos fundamentales: el corazón y el estómago, y algunos sentimientos malignos emergen desde el hígado.

Según explican los curanderos: "la razón se encuentra en el corazón y en la cabeza; alguien que no es de corazón fuerte, pierde la mente". La razón y la mente son términos que designan un complejo cognitivo-perceptivo integrado por las facultades sensoriales, el raciocinio, el pensamiento, la conciencia de sí, la capacidad de entendimiento, el lenguaje y la memoria. La razón-mente, para los nahuas, la comparten la cabeza y el corazón. La razón es una función de la cabeza *(tzonteco)*, donde se alberga parte del espíritu humano en forma de espíritus. Se puede "perder la mente" por dos motivos: el primero es por un golpe en el cráneo, por una contusión que afecta al órgano. El segundo es por un susto, como explica una curandera: "alguien pierde la mente por lo mismo que no tiene pulso: está asustado". La primera causa nos habla de la autonomía relativa del cerebro; la segunda nos permite entender el vínculo de la cabeza con el corazón. Alguien que es de corazón débil se asusta, pierde muchos espíritus y con ello la mente. De ahí se deduce que la razón está estrechamente relacionada con el sistema anímico: está en el corazón porque está en el alma y, en realidad, en sus irradiaciones —los espíritus o espíritu— que es lo que, en caso de perderse por un susto, determina que se pierda la mente y con ella la conciencia, el raciocinio y la memoria. Cuando una persona se espanta gravemente "no puede retener nada, se le va la mente".

Las emociones y sentimientos *(tlahco mac, nin ma chilia)* se producen generalmente en el corazón —en su doble acepción de alma y órgano— y su intensidad dependerá de si éste es fuerte o débil. Las emociones estimulantes desencadenan calor y elevan la vitalidad del organismo; las opuestas ralentizan su funcionamiento. Pero la producción de estados afectivos y emotivos involucra también a otro órgano: "los sentimientos y las emociones se generan en el corazón y en la boca del estómago". De este lugar, la boca del estómago, surgen ciertas emociones fuertes, exaltadas, que pasan después, por comunicación orgánica, al corazón, foco anímico. Es decir, o se generan en el corazón o surgen cerca de él, en el estómago *(ihte)*, y luego se le incorporan.

Desde allí el afecto, el cariño, el amor o el sufrimiento, embargan al resto del cuerpo. Existen también emociones destructivas, corajes, estados de ira o de cólera que se localizan en el hígado *(tetepitz)*, desde el que se dispersan contaminando el resto del organismo.[20] Cabe recordar que el hígado es de naturaleza fría, mientras que la cabeza, el corazón y el estómago son calientes.

Los nahuas experimentan las emociones intensas como un calentamiento del cuerpo: corajes, enojos y odios pasionales elevan la temperatura de la sangre. Explican que el corazón, de por sí caliente, podría "quemarse". Por el contrario, el miedo, la tristeza o la angustia enfrían, apagan el flujo sanguíneo y ralentizan el corazón, paralizando y debilitando el sistema anímico. Emocionarse o entristecerse repercuten en el incremento o el descenso del calor corporal, la fuerza vital y el modo de percibir y hasta de pensar, pues al involucrar a los órganos, los sentimientos afectan también al sistema anímico y con él a la cognición. Las emociones surgidas en un órgano terminan comprometiendo a las regiones anatómicas adyacentes y al resto del cuerpo. Y sucede también a la inversa: las lesiones de los órganos, los desequilibrios térmicos y los padecimientos anímicos perturban las emociones y los sentimientos explicitando la concepción holística que los nahuas tienen del cuerpo humano.

La infancia en la sierra y sus afecciones

En la Sierra, la infancia es una categoría amplia que abarca cuatro grupos de edad, a los que se sigue nombrando en náhuatl debido quizá a su importancia cultural, en un contexto en el que el español es mayoritario. *Piltziquitl* hace referencia al recién nacido sin bautizar,

20 Para una teoría nahua del origen de las emociones en la Sierra Norte de Puebla, véase James Taggart, "Relatos, ritos y emociones entre los nahuas de la Sierra Norte de Puebla", en Nathalie Ragot, Sylvie Peperstraete y Guilhem Olivier (eds.), *La quête du Serpent à Plumes. Arts et religions de l'Amérique précolombienne: Hommage à Michel Graulich*. Turnhout, Brepols, 2011, pp. 117-132.

al que se le compara con "un jilote o elote tiernito"; *conetl* denota al niño hasta los tres o cuatro años de edad; *piltonconetl* y *zuzuhuato* designan al niño y la niña de cinco a diez años; *telpocatl* e *ichpocatl* aluden al joven y la muchacha de entre diez y quince años. En adelante, el matrimonio marca el paso a la adultez.

Esta clasificación toma como criterios principales, además de su maduración corporal, las tareas y habilidades que el niño es capaz de desempeñar, las responsabilidades que logra asumir y las dinámicas de colaboración en que se involucra, así como los grados de iniciativa y autonomía que manifiesta.[21] El tránsito entre grupos de edad está marcado por el desarrollo de aptitudes sociales y comunicativas, el proceso de fijación corporal del sistema alma-espíritu[22] y las actividades en las que paulatinamente se compromete en el ámbito familiar y en la vida comunitaria.[23]

Las fases del desarrollo del niño se equiparan con las etapas iniciales del crecimiento del maíz: un bebé es "como un jilote por su consistencia tiernita, como de leche"; un *conetl* "parece ya un elotito más firme"; *piltonconetl* y *zuzuhuato* se asimilan con elotes más duros, mientras que los jóvenes y muchachas en la flor de la vida, *telpocatl* e *ichpocatl*, "son como mazorcas ya crecidas".[24] El desarrollo humano es concebido por los nahuas a imagen del ciclo vegetal: crecer implica

---

21 Acerca de esta modalidad de aprendizaje indígena, véase Barbara Rogoff, "Learning by Observing and Pitching in to Family and Community Endeavors: An Orientation", *Human Development*, vol. 57, 2014, pp. 69-81; Lorente, *op. cit.*, 2012a.

22 El afianzamiento de las entidades anímicas es un proceso asociado con la edad: "A medida que esta 'alma' se incorpora totalmente, el individuo va logrando su condición de adulto. Esta madurez es percibida por otras personas, no ante la presencia de señales biológicas como la pubertad, sino ante la prueba clara de que el joven se ha transformado en un productor o una productora eficaz" (Marie Noëlle Chamoux, "Aprendiendo de otro modo", en *Trabajo, técnicas y aprendizaje en el México indígena*. Ciudad de México, CIESAS / CEMCA, 1992, pp. 90-91).

23 Cabe señalar que concepciones similares acerca de la infancia figuran en fuentes documentales alusivas a la época precolombina, como el *Códice Mendocino*.

24 Acerca de concepciones semejantes sobre la niñez nahua, véanse Catharine Good (2011), Alan Sandstrom (1991, 1998) y James Taggart (1983).

perder humedad y endurecerse. El niño, que nace en un estado acuoso, con los huesos de los brazos y piernas "como quelites", requiere de la exposición a los rayos del Sol o de cálidos baños de temazcal para perder el exceso de agua, solidificar los huesos y poder erguirse y caminar. La identificación de los niños con la planta reside también en la noción de que el maíz joven tiene un espíritu antropomorfo que se manifiesta en forma de infante, como un niño pequeño que puede asustarse o entristecerse y dejar de crecer si no se lo cuida de manera adecuada.[25] El maíz y los niños requieren un trato afectuoso, una supervisión constante y la ayuda e intervención de otras personas para desplegar sus potencialidades y desarrollarse.[26]

La corporalidad tierna y una precaria fijación del sistema anímico explican por qué los niños resultan más vulnerables a padecer enfermedades. Para los nahuas, la corporalidad inconclusa expone al infante a sufrir trastornos internos, movimiento de órganos y desequilibrios térmicos, mientras que su fragilidad anímica lo torna proclive a decaimientos emocionales, la pérdida o robo del espíritu y diferentes daños de carácter anímico.

Atendiendo al cuerpo orgánico, las madres vigilan la calidad térmica de los alimentos infantiles, tratan de evitar la exposición del niño a movimientos bruscos o caídas y evitan someterlo a cambios fuertes de temperatura manteniéndolo arropado.

---

25 Alan Sandstrom, "El nene lloroso y el espíritu nahua del maíz: el cuerpo humano como símbolo clave en la Huasteca veracruzana", en Jesús Ruvalcaba (coord.), *Nuevos aportes al conocimiento de la Huasteca*. Ciudad de México, CIESAS / CEMCA / INI / Instituto Politécnico Nacional (IPN) / Centro de Investigaciones Históricas de San Luis Potosí / Universidad Autónoma Chapingo, 1998, pp. 59-94.

26 Esta concepción de los nahuas figura en David Lorente, "Children's Everyday Learning by Assuming Responsibility for Others: Indigenous Practices as a Cultural Heritage across Generations", en Marisela Correa-Chávez, Rebeca Mejía-Arauz y Barbara Rogoff (eds.), *Advances in Child Development and Behavior, vol. 49. Children Learn by Observing and Contributing to Family and Community Endeavors: A Cultural Paradigm*. Waltham, MA: Academic Press, 2015b, pp. 53-90.

Frente a los peligros que representan las agresiones anímicas, los niños son objeto de multitud de cuidados y prevenciones: se les protege de la mirada furtiva de los vecinos usando cobijas; del mal de ojo y *xoxal* mediante amuletos; del peligro nocturno que representan las brujas *tlahuepochis*, que succionan la sangre, recurriendo a espejos y tijeras; de la agresión de los dueños de los lugares —los aires patógenos o los *ahuaques* que habitan como espíritus del agua en los manantiales— evitando que visiten a ciertas horas los parajes peligrosos, o llevando consigo una ramita de *tlacopacle*, cuyo olor resulta desagradable a estas entidades.

Cuando padecen afecciones, los infantes reciben el diagnóstico inicial y los primeros tratamientos a manos de las mujeres del hogar. Las visitas y consultas efectuadas al médico de los centros de salud, tras el diagnóstico casero, en buena medida se restringen a las dolencias respiratorias o gastrointestinales, como la gripe o la diarrea causada por parásitos. En el caso de las enfermedades de carácter anímico, es frecuente que la madre emprenda itinerarios terapéuticos que suelen articular la medicina doméstica con la intervención, en distintos momentos, de alguna categoría de curanderos indígenas. No obstante, en estos itinerarios terapéuticos pueden llegar a coincidir distintos especialistas tradicionales que, con su conocimiento de las concepciones nahuas acerca del alma y el espíritu, despliegan sus dones y facultades curativas alrededor del niño.

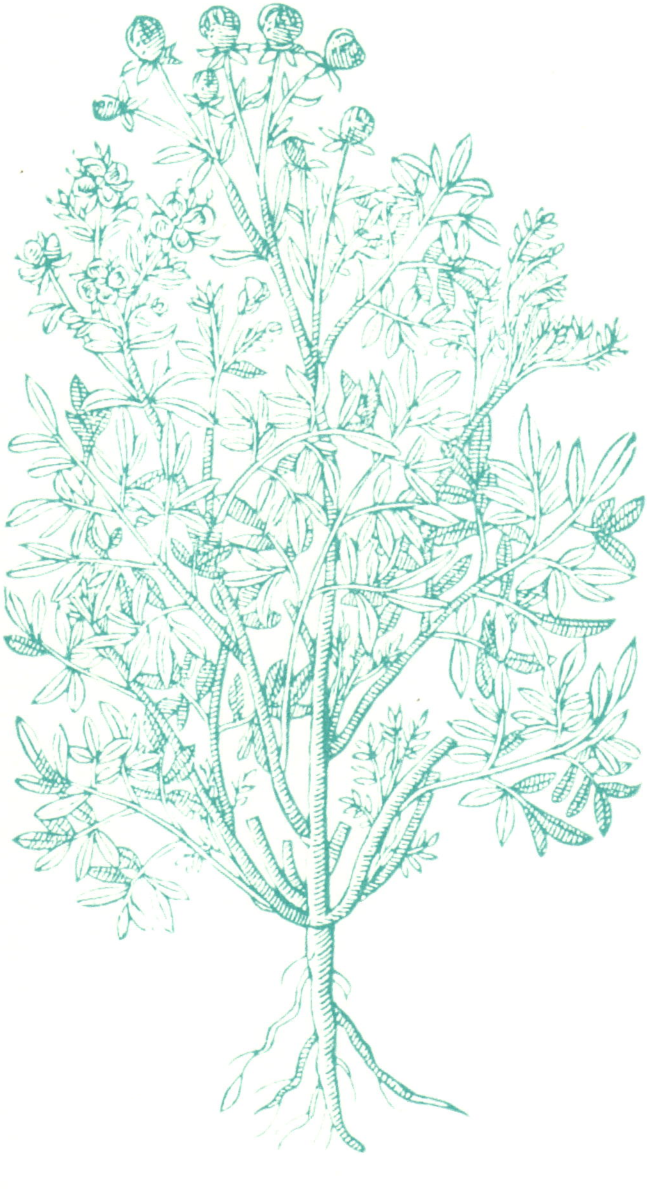

Ruda

(*Ruta chalepensis* L.)

Voces de los médicos tradicionales indígenas

La complejidad que revisten numerosas afecciones infantiles exige que la madre de familia, tras realizar el primer diagnóstico y a veces el tratamiento preliminar, acuda a diversos terapeutas especializados. En cada caso, el curandero diagnostica al niño y asume el tratamiento o lo transfiere a otro especialista si considera que la afección excede sus competencias. Pero si la madre no percibe una mejoría en la salud del infante, pueden alternarse diferentes terapeutas indígenas en el tratamiento.

Los especialistas nahuas que brindan atención a las afecciones infantiles son las parteras-curanderas; los curanderos generalistas especializados en el tratamiento del susto y mal aire; los *tesifteros* o graniceros y, en ocasiones, los *tetlachihuique* o brujos. Las voces de estos terapeutas darán cuenta de sus experiencias de iniciación, así como de sus campos de acción y los pormenores de su praxis terapéutica.

Zohuapatique: parteras

En las comunidades serranas, las parteras son personas dotadas de prestigio. A ellas se acude en busca de consejos sobre cuidados de salud, asuntos de la vida doméstica e incluso asesoría ante problemas familiares. Frente a otros terapeutas, las parteras son personajes socialmente visibles en la Sierra, mujeres de más de cincuenta años caracterizadas por un talante afable y afectuoso, derivado del trato continuo con niños y mujeres embarazadas. Dadas a la conversación, explican los pormenores de su profesión, y vinculan su servicio y responsabilidad con un designio o mandato divino.

Denominadas en náhuatl *zohuapatique*, "terapeutas de la mujer", las parteras se encargan de velar por la fertilidad femenina; la supervisión del embarazo a través de dietas y masajes; acomodación del feto "si se halla volteado"; asistencia en el parto; manipulación ritual del cordón umbilical y la placenta; cuidado de la madre y el recién nacido durante el puerperio; seguimiento de la lactancia y aplicación de baños de temazcal a la madre y al niño durante los días posteriores al parto. Su práctica incluye saberes tradicionales y recursos biomédicos ya que muchas de ellas han recibido adiestramiento institucional como "parteras empíricas diplomadas" en los servicios públicos de salud. Las parteras también son llamadas curanderas debido a su especialización en el tratamiento de males infantiles.[1]

En sus viviendas, destaca un altar donde figuran imágenes del santoral católico, consideradas deidades-patronas: la Virgen María o la Virgen de Guadalupe, así como imágenes de Jesucristo y veladoras. Siempre encendidas, las velas son el canal de comunicación que permite implorar fuerza y ayuda a las entidades divinas durante momentos difíciles de su trabajo terapéutico o relacionado con el parto. Algunas de ellas poseen un huerto de plantas medicinales donde obtienen parte de sus remedios herbolarios, así como un temazcal.

1 Esta asimilación entre partera y curandera se muestra en los nombres que reciben en diferentes regiones. En la Sierra Norte de Puebla, por ejemplo, "se las conoce como: *tocitzti*, 'nuestra abuelita', *tlamatque*, 'la que sabe', o *tlachixque*, 'curandera'. Los términos más comunes para referirse a ellas son los de 'abuelita' y 'partera' " (Lourdes Báez, "El oficio de tejer la vida. Rituales del ciclo vital entre los nahuas de la Sierra Norte de Puebla", en Silvia Limón (coord.), *La religión de los pueblos nahuas*. Madrid, Trotta, 2008, p. 233).

Las parteras tratan padecimientos infantiles materiales y espirituales, en su vivienda o en visitas a domicilio. Las afecciones materiales son tos, catarro, gripa, anginas, calentura, diarrea, empacho, chincual, coraje, vómito, erupciones cutáneas, sarampión o viruela e infecciones. También tratan torceduras, tendones lastimados, daños musculares o desplazamiento de órganos, incorporando técnicas como "sobar", "tronar" o usar "ventosas", propias de hueseros y sobanderos. Los males espirituales comprenden principalmente caída de mollera, mal aire, alferecía, susto o espanto, mal de ojo y supervisión del tratamiento de la tiricia. Su destreza estriba en el conocimiento de las condiciones de nacimiento y de las particularidades anímicas y orgánicas de cada infante, aunque las parteras velan por la salud del bebé incluso antes del nacimiento.

El testimonio de doña Rosa Xochimil, partera de San Jerónimo Amanalco, ahonda en los pormenores de su "elección divina" como especialista, el proceso de iniciación y algunos de los cuidados que procura al infante tras el alumbramiento:

> Aquí vivo humildemente en San Jerónimo, con mi hijo Juan y mi marido; en esta casita de adobe de una planta, con mi rebaño de chivos. Nací hace sesenta años y nunca imaginé que iba a ser partera. Aunque desde niña, sin saber bien cómo, sabía curar a los demás. Yo digo que traje algún don o nací con él. Desde chica curé espontáneamente a mi hermanita enferma, tenía enfriamiento y soñé que debía colgarle al cuello rosarios de "plantas calientes", ajo, cebolla, chile, pirul, y aplicarle baños con "hierbas de calor".
>
> A los siete años ayudaba a mi mamá en un rancho cercano, moliendo maíz y haciendo tortillas. De ese esfuerzo, ya después de casarme, me dio una enfermedad: mis piernas se hincharon terriblemente. Fui al médico y nada. Una noche soñé una imagen que me conmovió: era el señor Jesucristo que iba volando por el cielo seguido por miles de ángeles, y me decía con la mano, "ven". Unos días después, acostada en la cama, distinguí de nuevo al señor Jesucristo sobre la cabecera, con su

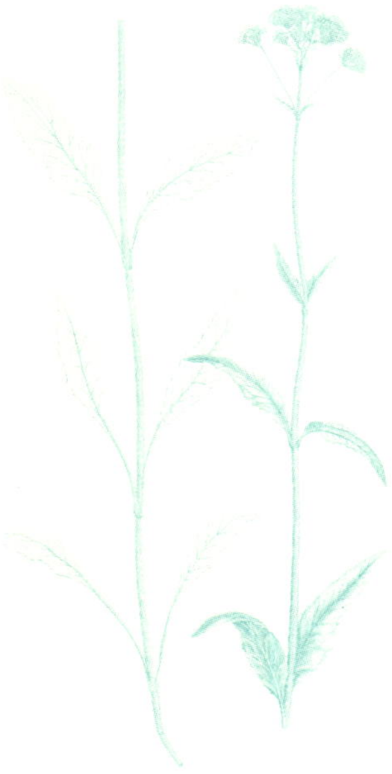

VALERIANA
(*Valeriana sp.*)

barba larga y blanca hasta el pecho, y me dijo clarito que recogiera unos camotitos en el monte con los que yo misma podría curarme. Cuando le pregunté a mi mamá si en el monte había camotitos como los de las dalias, ella me dijo que seguramente me refería a la valeriana. El señor Jesucristo me había dado instrucciones en sueños: debía hervir la valeriana y una planta que se llama contrahierba, las dos en alcohol, y frotarme las piernas con eso. Me curé muy rápido.

Después fui a ver a mi hermana María que vivía en Tlaxcala para contarle mis revelaciones que yo no entendía. Ella me dijo: "Mira, Rosa, tú tienes el don de curar, pero no vas a curar espiritualmente, vas a curar materialmente: tú serás partera". Sería una curandera de lo material, del cuerpo, mediante hierbas del monte y mis propias manos, como los hueseros y sobanderos; nada de males del alma, sustos o espantos graves ni enfermedades provocadas por brujería. Mi hermana señaló entonces mi muñeca derecha donde tengo una cruz azul bien marcadita, como un crucifijo en chiquito, formada por el cruce de las venas. Luego dijo: "Esa es la marca del don, Rosa. Tú sufrirás primero las enfermedades que luego habrás de curar en los demás". Así sucedió. Con el paso de los años he soñado con los remedios y he ido sanándome de distintas dolencias. El Señor me muestra lo que voy a hacer, me hace ver sus revelaciones en sueños. Dios me dio la licencia, mi entendimiento. Por eso tengo la cruz.

Jesucristo me dio ese permiso de ser partera, ese regalo. Gracias a ese don voy a las casas de las mujeres, las superviso y cuido. Acomodo a la criatura de seis o siete meses en el vientre si viene parada, con las manos o manteándola con una faja; acuesto a la mamá y compruebo cómo está el líquido donde crece el bebé; si a la mujer le falta, debe tomar más sopa, y si tiene mucho, evitarla. Puedo saber el sexo de la criatura. Si a la mamá se le forma un bultito en la panza o tiene manchitas en la cara, va a ser niño. Si no hay ni bultito ni manchitas, niña. Le digo cómo cuidarse. Le recomiendo que no corra, salte ni pase por donde haya una manguera, porque el bebé se enreda con el cordón o se le cruza. Cuando hay eclipse de Luna, le digo que use un espejo en la pancita, porque si no la Luna le come su boquita, un dedito o piecito, y la criatura nace mal.

El día del alumbramiento me hablan. Cuando la señora se alivia en su casa, tengo que limpiar el lugar. Quemo en un brasero plumas de guajolote o pelo de borrego para expulsar el mal aire y que no dañe al bebé. Entonces rezo: "En nombre sea de Dios, te voy a curar; que la Virgen te dé tu salud". También puedo decir la oración de La Magnífica o Canto de la Virgen María. Para que el bebé nazca rápido, le doy a la madre una hierbita que se llama *zoapatle*, con chocolate y dos huevos crudos. Después, cuando la señora ya empieza a sentir dolores, se agacha en el suelo y me siento en cuclillas frente ella; su marido la agarra por detrás y yo recibo a la criatura. Primero sale la cabecita, después el cuerpo y luego la placenta. Corto el cordón umbilical, el ombligo, y le pongo al bebé pomada en la pancita. Le explico a la mamá cómo debe guardar el ombliguito, enterrar la placenta, y lo que después debe hacer con ellos.

Al tercer día, le doy un baño a la mamá con vapor bien caliente en el temazcal y la "hojeo" con manojos de hierbas: pirul, huejote, mirto, romero, estafiate, árnica, alcanfor y carrizo. Terminando, le hago un masaje en el vientre y la aprieto bien con un rebozo, porque al aliviarse se le afloja todo el cuerpo y con la sobada se lo cierro y compongo. La matriz se la devuelvo al centro, donde debe estar. A las criaturas las baño también, eso es muy importante, les pongo una moneda en el ombliguito para que no se les bote y esté sumido, porque de grandes pueden quedar estériles; las fajo para que sus huesitos queden bien derechos. Algunas criaturas cuando nacen no pueden tragar, se les cierra la garganta y yo les tengo que meter el dedo con aceite de oliva. Entonces se le quita esa flemita y empiezan a comer al día siguiente. Después las reviso cada mes hasta que se compongan. ¡Si supiera los niños que he sacado!

Las señoras me pagan la mitad en dinero, la otra con una chiva preñada, así es su costumbre. Por eso comencé a formar mi rebaño de chivitos, y parece que he tenido suerte, pues muchas de esas chivas son "cuateras". Será la fe y prosperidad de las mujeres, esa fecundidad. En ocasiones sólo me dan dinero, según el poder económico de cada quien y sus recursos: de 700 a 1500 pesos.

Últimamente he tenido problemas con el médico del centro de salud y su ayudante, una enfermera del pueblo. El doctor me acusó de incompetencia médica, dijo que yo no podía practicar los partos porque no tenía conocimientos de medicina y podría ocasionar lesiones a sus pacientes. Le dije que yo había cortado los ombligos de muchos del pueblo y que todos estaban vivos, que todavía no se había muerto nadie por mi culpa: las criaturas que recibí viven todavía. Pienso que tienen envidia por mi saber y mis conocimientos, porque tengo el don.[2]

Además de las labores de partera, el testimonio de doña Rosa revela la posesión innata del don, la enfermedad iniciática, la legitimación del designio divino a través de la visita de personajes sagrados en sueños[3] y las revelaciones oníricas recurrentes que dirigen su aprendizaje terapéutico y herbolario. En otros casos, la posesión del don se manifiesta en la "suerte", atribuida al día de nacimiento: haber nacido en martes o viernes. A esto se suma, después, la confirmación de la elec-

2 Rosa Xochimil, 59 años, San Jerónimo Amanalco, 5/4/2004.

3 Acerca de la importancia de este aspecto en la época prehispánica, véase Guilhem Olivier, "Sueño y adivinación en Mesoamérica: algunos apuntes", en Aurore Monod Becquelin y Jacques Galinier (coords.), *Las cosas de la noche: una mirada diferente*. Ciudad de México, Centro de Estudios Mexicanos y Centroamericanos (CEMCA), 2016, pp. 69-84.

ción divina a través de los sueños. Los conocimientos de las parteras proceden en parte de la observación empírica de parientes u otras personas de la comunidad dedicadas a esta labor. No obstante, las experiencias y revelaciones oníricas se consideran decisivas, ya que el conocimiento de la partera adquiere legitimidad social porque su don provino de la divinidad que la eligió para auxiliar a los seres humanos,[4] y es a ella a quien invoca y en quien delega al hacer su trabajo, pues actúa como intermediaria. Los sueños son el medio por el que recibe la instrucción y los avisos premonitorios. La partera se ve a sí misma realizando ciertas acciones o aplicando determinados tratamientos, o bien, sueña con flores, lo que se interpreta como la llegada de niños o nacimientos próximos, ya que el infante figura en sueños como una flor.

El testimonio de doña Rosa alude a dos prácticas ceremoniales asociadas a las concepciones nahuas sobre el desarrollo infantil: la manipulación ritual del cordón umbilical y la placenta, así como el baño del niño en el temazcal. Ambos procesos son claves porque se vinculan con la forma en que los nahuas de la Sierra "construyen" al infante como persona y ser humano. Doña Felipa Juárez, partera anciana del mismo pueblo, explica al respecto:

> Mire, lo que hagamos con el cordón umbilical o el ombligo y la placenta afecta al carácter del niño. Hay que tener cuidado. El espíritu de la criatura está unido a ellos.[5] Cuando es varoncito, el papá lleva el

4 También, entre los antiguos nahuas, el oficio de partera se adquiría por un mandato divino, en el que cierta mujer era elegida para que desempeñara esta función. Como refiere Bernardino de Sahagún: "Así os rogamos, señora, que hagáis misericordia con esta muchacha, y que hagáis con ella vuestro oficio y facultad, pues que nuestro señor os ha hecho maestra y médica, y por su mandado ejercitáis este oficio [...] os dé Dios muchos días de vida para que le sirváis y ayudéis". (*Historia general de las cosas de Nueva España*. Ciudad de México, Porrúa, 1999, lib. VI, cap. XXVII, p. 375).

5 La manipulación ritual del ombligo era una práctica importante entre los antiguos nahuas. El cordón umbilical era enterrado en lugares distintos dependiendo

ombligo al monte y lo cuelga de un árbol con el propósito de que salga muy bueno para cuidar borregos, sembrar y recoger leña. Si es mujercita, se entierra en una de las esquinas del fogón o bajo el metate para que sea un ama de casa entregada a sus hijos y una buena cocinera; una mujer hogareña. Así, cada persona, varón o mujer, se orienta al trabajo que deberá realizar. Aunque en los últimos años las cosas han cambiado; hombres y mujeres salen del pueblo y van a trabajar a la ciudad como músicos o vendedores. Los jóvenes salen a estudiar. Y, para que no sean miedosos al irse, ahora el ombligo de niños y niñas se deja secar, se lleva lejos al bosque y se cuelga de un árbol para que la persona no tema salir. Se lleva muy lejos: al fondo, de este cerro a otro y a otros cerros más. Entre más lejos, mejor. Se deja colgado en un ocote, a donde se va a recoger leña.

Con la placenta es distinto. Ésta se entierra. Se busca un árbol fuerte o frutal en el patio de la casa o afuera y se planta para que el árbol le dé fuerza a la placenta, le ahuyente el miedo al bebé y salga valiente. El espíritu del niño recibe la fuerza del árbol a través de la placenta. Como el encino, su carbón tarda en quemarse, la madera es resistente, dura mucho tiempo y no le entra polilla. En la iglesia hay bancas antiguas de encino, así será de recia la criatura. Además, si el niño nace envuelto en la placenta, "nacer en zurrón", esa criatura será rica, inteligente, estudiosa, próspera; nunca le faltará nada. Esa bolsa se saca, lava y guarda en ese costal de la casa donde se mete el maíz o donde tiene uno su dinerito para que no falte el pan de cada día.

Pero con todo esto no basta. También hay que ayudar al niño a secarse, crecer y a empezar a caminar. El niño nace tiernito, lleno de agua, húmedo, es como una plantita blanda y quebradiza, que debe endurecerse. Para eso están el sol y el temazcal. El sol es la fuerza. Sin el sol

del sexo del recién nacido: si se trataba de un niño se enterraba en el campo de batalla para favorecer que de adulto fuera un buen guerrero; el de las niñas se enterraba junto al fogón para familiarizarlas con las labores del hogar y la permanencia en casa (*Ibíd.*, lib. V, cap. IX, p. 281).

nos morimos. Una planta que está adentro de casa se muere. Los huesos y la piel se endurecen con el sol. A los niños se les saca a que el sol les dé en los piecitos, o si no se meten al temazcal, que el efecto es igual. Se les tiene que bañar con el calor exacto, entonces los huesitos, como tallitos de plantas, se secan, se hacen firmes. Sólo entonces van a moverse mejor y andar con sus piernas ya duritas. Así les ayudamos a acabar de formarse, a terminar de cocerse.[6] Ya van a caminar, ya van a pararse de pie.[7]

Además de ayudarle a nacer y a empezar a formarse espiritual y físicamente, la partera juega un papel central en las enfermedades de las primeras etapas de la niñez. Consideradas como verdaderas expertas, en la Sierra se las denomina a menudo "parteras curanderas". Doña Jerónima Peralta, partera de 65 años del pueblo vecino, relata:

Mi mamá era partera y mi abuelita también. Yo veía a las señoras cuando se aliviaban, me gustaba "la fisgoneada". Así me fui enseñando desde los ocho años. "No te metas", decía mi abuelita, pero yo me escondía. Escuchaba que gritaba una señora, entonces veía sangre, nacía el bebé y le cortaban el ombligo. Es bueno fijarse. En los siguientes partos le pude ayudar a mi abuelita. Me decía: "pásame los trapos, el medicamento". Ahorita soy partera. Nunca tuve miedo de la sangre: si una señora tiene puntadas en el vientre, me pongo mis guantes, la limpio y se las quito con pinzas. Es bonito mi trabajo. Guardo unos papeles donde dice que soy "Partera tradicional de los pueblos", "Partera empírica". Me los dieron en un hospital chiquito que está a la entrada de Texcoco. Allí me examinaron: "¿Sabes hacer esto?". "Pues sí". "¿Sabes usar vendas?". Me pusieron muchas pruebas.

Hace días llegó la directora de la clínica y el doctor. Me vinieron a visitar y revisar. "Pasen al cuartito donde atiendo a las señoras", les dije.

6 Un desarrollo más detallado aparece en David Lorente, *op. cit.*, 2015b, p. 76.

7 Felipa Juárez, 60 años, San Jerónimo Amanalco, 30/03/2015.

"Yo no tengo drogas ni bebidas de alcohol, para que vean". Me trajeron batas, zapatos, camisones, guantes, tapabocas, jabón, estropajo, zacate para bañar a las señoras, muchísimas cosas para hacer mi trabajo. Ellos me las regalaron, son buenas personas.

En los veintidós años que llevo de partera, he sacado un montón de chamacos: niños y niñas que ahora ya son señoras y tienen sus hijos. Nunca he tenido que estar triste porque se me muera un bebé. Aquí vienen muchos niños y me dicen que quieren aprender a sobar, tronar, usar ventosas, a curar. Yo les digo que sí. Pero las mamás protestan: "Es muy cansado". Sí, lo es y duelen las manos, pero es una responsabilidad.

Al nacer las criaturas son delicadas. Yo además de partera soy curandera. Sé muy bien los malestares y padecimientos de las criaturas y me ocupo de ellas. Tengo que curarlas de diferentes cosas. Primero de la enfermedad que llaman "chincual". Ésta les da cuando el bebé se encuentra en la panza de la madre, pero se cura cuando la criatura ya está afuera. Les digo a las embarazadas que no coman dulce, chile, mucha sal, azúcar, chocolate ni cosas irritantes porque el niño lo retiene todo en su intestino y patea molesto dentro de la mamá. Cuando nace, como la criatura lo trae todo adentro, está inquieta, patea, grita, y le tengo que meter el dedo chiquito en su recto para curarlo: se hace usando jabón mezclado con yema de huevo. Lo limpio unas dos veces y le sale todo lo que tiene. Luego me dicen los papás: "Ay, tiene empacho". "No señor, no es empacho: es la enfermedad del chincual". Se sabe porque tienen granitos rojos en su colita.

Hay muchas otras enfermedades. A los bebés chiquitos les da temperatura, catarro, tos, calentura, fiebre, vómito, anginas, empacho, diarrea, coraje, les salen ronchitas en el cuerpo, agarran sarampión o viruela, y les llegan a dar infecciones, alferecía, aire, susto o reciben mal de ojo. Si la mamá no tiene cuidado, viene diciendo: "Ay, Dios mío, ¿qué le hago?". Según el caso, les digo que los lleven al doctor o los curo yo. Los baño, les doy algo, le digo a la mamá: "ponle eso en los pies", "dale cosa fresca", "le das caldito", "le pones aquello". A los ocho días ya están sanos, corriendo.

A los niños los atiendo a cada rato. Ayer tuve dos por anginas, vómito y diarrea, que es lo más frecuente cuando hace frío o calor.

Los niños chiquitos se enferman hasta los seis años. Si es malestar de calor, les doy algo fresco, si es de frío, algo caliente. Cuando un niño tiene diarrea, hay que ver el color: si la popó es verde, el mal es frío, y si es amarilla, de calor. El color te da la temperatura de la enfermedad. Si la diarrea es caliente, le pongo la jarilla, marrubio, mirto, cáscara de tomate y un limón partido en un preparado para que lo tome. O también con esta mezcla les doy un baño y se les quita la diarrea cuando tienen mucho calor. A veces la diarrea les da también porque la leche de la madre no está cocida y se corta, es decir, la mamá no pasó bien por el temazcal. Entonces hay que hacer que se bañe correctamente hojeándole el pecho y los pulmones para que se le cosa la leche, y ésta sea adecuada para el niño. También puede tomar pulque y atole de cacahuate, ajonjolí o de nuez para que produzca más. En la leche está la fuerza que la madre le transmite al niño y debe estar cocida y ser abundante. Si tienen calentura, les pongo hojas de bálsamo con manteca en sus piecitos y no los tengo que inyectar como el doctor. Es de mucho cuidado inyectarlos, a veces se puede, pero es muy fuerte el medicamento; es mejor usar las hojas de bálsamo. Si tienen "frialdad", llevo a los niños al temazcal o les doy baños con la planta del romero.

El coraje lo alivio con hierbitas de ajenjo, ruda, Santa María, tantito piloncillo, tepozán, todo en forma oral. El empacho es porque los niños son muy tragoncitos: comen carne de puerco, pan, muchas galletas y grasas. Si ya desayunaste y vuelves a comer, pues claro que te empachas. Para curarlos les doy una cucharita de manzanilla anisada con el té y, ¡santo remedio! A los más grandes les pongo magnesia calcinada en un té de limón verde, van al baño tres o cuatro veces y se acabó el problema. Si es aire, los tengo que limpiar con huevo, ajo, limón, hierbas calientes o con una loción óptima para limpias. Sobo el cuello del bebé y lo trueno; suda al día siguiente y ya está bien. Si tienen mal de ojo, también los limpio muy bien con tres huevos envueltos en un trapo rojo, junto con ajo, limón y alumbre. Y del susto… todo hace que los niños se asusten: el guajolote que pica, el perro que ladra, el gallo que grita. Cuando vienen, les doy un preparado de toronjil blanco, toronjil morado, rosa blanca, siete gotitas de agua de espíritu de tomar, esa mezcla la beben, y en la licuadora muelo epazote morado y le echo diez gotas del agua de espíritu de untar y "los goteo" del codo hasta la muñeca. Entonces les grito por el nombre del día en que nacieron, tres veces; manos, cuello y frente.

La alferecía también es una enfermedad muy grave, incluso mortal, que les da a los bebecitos cuando tienen menos de un mes. Los labios y las uñas se les ponen moradas porque la mamá no los cubrió bien y les dio aire. Entonces les unto ajo y le digo a la mujer que mastique hojas de laurel y embarre su saliva alrededor de su boquita y sus uñitas.

Cuando les duele el cuello o el bracito, los tengo que sobar bien o tronar su cinturita; les pongo una venda y sanan. Si les duelen los huesos, les pego una ventosa con alcohol, le pongo fuego y después lo vendo. Si se han quebrado o desconchabado las manos, aunque sean niños de ocho meses, yo los curo. Los doctores de la clínica son principiantes y las personas no se alivian: entonces los traen conmigo.

Les doy a las mamás un consejo importante: si su hijo es enfermizo y tienen fe de que el bautismo lo va a ayudar, se bautiza y se le quita. Además se le suele poner a la criatura el nombre del santoral de ese día. Ese es su nombre importante, el que lo representa y el que se pronuncia en los rituales para que sane.[8]

En cuanto a sus especialidades médicas infantiles, la partera guarda cierta relación con otro tipo de terapeuta nahua de la Sierra: el *tepatiqui* o curandero generalista. Este terapeuta trabaja también con herbolaria o remedios naturistas y emplea manipulaciones corporales. No obstante, a diferencia de la partera, atiende otro tipo de afecciones espirituales

8 Jerónima Peralta, Santa Catarina del Monte, 22/11/2014.

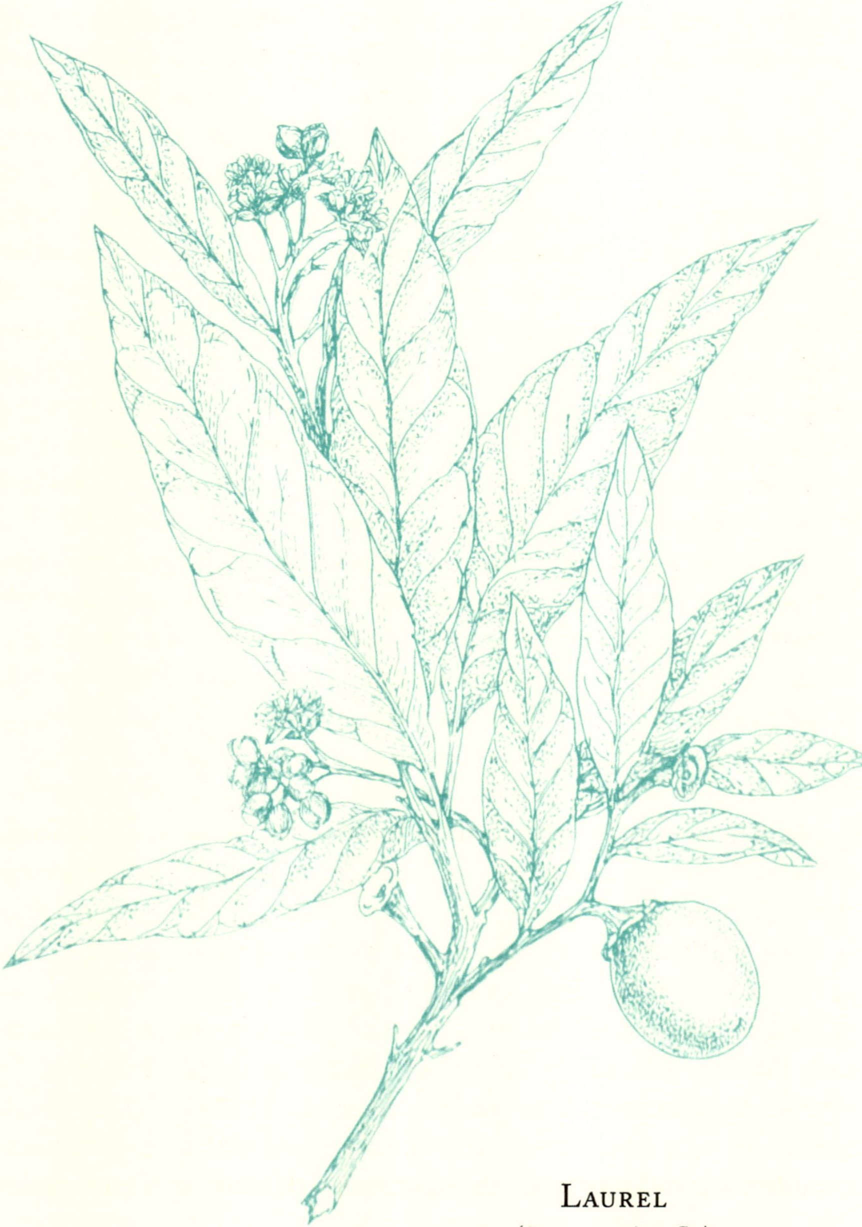

LAUREL

(*Laurus nobilis* L.)

infantiles y recurre a procedimientos curativos que implican la ejecución de rituales y la aplicación de un elaborado simbolismo terapéutico.

TEPATIQUE: CURANDEROS HIERBEROS DE SUSTO Y MAL AIRE

Los *tepatique*, "curanderos", o *tlamaquititici*, "los que saben curar", son conocidos popularmente como "médicos naturistas" por el uso de la herbolaria y recursos vegetales en sus tratamientos, aunque su especialidad terapéutica la conforman los rituales de llamada y recuperación del espíritu, así como la atención de padecimientos por malos aires. Su capacidad de curar se atribuye a la posesión de un don otorgado por Dios y plasmado en el día de su nacimiento, o por ser capaces de curarse a sí mismos de algún padecimiento —sobreponiéndose a una enfermedad iniciática— que después podrán aliviar en otros. Esta elección divina implica que el *tepatiqui* se conciba como un intermediario porque "quien verdaderamente cura es Dios". A través de las experiencias oníricas que suceden a la enfermedad, el curandero adquiere las técnicas y recursos terapéuticos. Con frecuencia, el aprendizaje incluye una dimensión empírica, ya que el *tepatiqui* puede haber observado a otros terapeutas, asistido al tratamiento de algún pariente, o escuchado a personas mayores con saberes médicos. Además, es habitual que en su familia existan otros terapeutas de los que pudo aprender en la niñez. En la Sierra la mayoría de los *tepatique* son mujeres.

Los *tepatique* dominan el tratamiento de enfermedades de etiología material o naturalista, causadas por desequilibrios alimenticios y térmicos del sistema frío-calor, como empacho, coraje, reúma, calentura, diarrea o por accidentes físicos. En el caso de las enfermedades espirituales infantiles, los *tepatique* tienen la facultad de tratar casos más graves que aquellos que afrontan las parteras: caída de mollera, intrusión de mal aire, susto o espanto y mal de ojo en situaciones severas. No obstante, con frecuencia se rehúsan a curar padecimientos asociados con la hechicería o brujería, denominados "maldad", "daño" o "mala enfermedad", así como el *xoxal* (variante extrema del mal de ojo), afecciones a las que se atribuye el rápido deterioro o muerte de la víctima y un carácter contagioso, que afrontan sólo los brujos y graniceros. En caso de diagnosticar tales daños, el *tepatiqui* canaliza al infante a estos especialistas.

Los *tepatique* atienden en su vivienda, en un cuarto-consultorio presidido por un altar que aloja a sus santos tutelares, junto al cual existe una sala de espera donde aguardan los pacientes. Al igual que las parteras, algunos tienen un temazcal y un huerto de traspatio destinado al cultivo de plantas medicinales.

El proceso curativo comienza con el diagnóstico que el *tepatiqui* efectúa de distintas formas: "pulsa" al niño en las articulaciones, y el tipo de pulso —fuerte o débil, rápido o lento— revela la presencia o ausencia de los espíritus; utiliza además granos de maíz como recurso de adivinación para determinar el número de espíritus perdidos. Frota el cuerpo del infante con un huevo, que rompe en un vaso de agua a manera de limpia y adivinación: las figuras que la clara adopta o el aspecto de la yema permiten leer la enfermedad. También revisa de manera física al infante y pregunta por los lugares donde anduvo o los sucesos o seres que observó. En ocasiones, el *tepatiqui* recurre a sus propios sueños mediante un "viaje" en el que el espíritu del terapeuta se desprende del cuerpo y accede a una realidad no ordinaria para determinar la situación y el estado del espíritu del paciente.

En su terapéutica, los *tepatique* recurren al empleo de plantas a las que atribuyen propiedades curativas y que preparan en forma de tisanas, ungüentos, aceites, cataplasmas o aplican con masajes, y a remedios hechos con productos animales: carne de víbora, pelo de tlacuache, etcétera. También se sirven de procedimientos basados en la eficacia simbólica y la terapéutica ceremonial que incluyen oraciones, veladoras y ofrendas en el altar; el empleo de amuletos y objetos profilácticos o la ejecución de rituales destinados a la recuperación del espíritu extraviado y, en ocasiones, la entrega de alimentos a las entidades responsables de producir la enfermedad.

Doña Fausta Linares, curandera *tepatiqui* de Santa Catarina del Monte, explica su trabajo y sus actividades terapéuticas:

> En la puerta tengo un cartel que reza "Baños de temazcal y tratamiento naturista de enfermedades", pero no hace falta, los vecinos me conocen. Yo curo aquí frente a mi altar de diversas afecciones a niños y adultos, pero lo que más trato es el susto, el espanto como también le dicen.[9]
>
> Si alguien se sobresaltó por un ruido, lo atacó un animal, sufrió una caída, vio algo violento, uno o todos sus espíritus se esconden, se van. Nuestro "otro yo" busca fuera del cuerpo. Al espantarse el corazón, se quedan sin pulso las manos y hasta los pies. El enfermo ya no tiene ganas de vivir; se salió una parte. Entonces lo siento en una silla y le palpo las coyunturas: le busco los pulsos, y viendo si laten fuerte, débil o no palpitan, ya sé qué espíritus le faltan. Los hombres tienen cinco espíritus y las mujeres siete, porque ellas muestran más fuerza, dan a luz. Si todos los pulsos desaparecen, tiene un susto grave. Se llegan a poner loquitos, rompen cosas o hasta huyen de su casa, porque les falta su ser, su personalidad. Entonces ya nada más le queda a la persona en el cuerpo un hálito de vida. Y de acuerdo a cómo se encuentre, puede vivir un año o un mes.
>
> Los niños son los más enfermitos y constantemente se espantan, hay que curarlos seguido. Para hacerlo, les doy agua de espíritus de tomar y tés de flores rojas, fuertes, calientes, como malvón, clavel, gladiola y *yoloxóchitl* o "flor de corazón".[10] El calor del té llega adentro del cuerpo

---

9 Carlos Zolla, Sofía del Bosque, Virginia Mellado *et al.* sitúan el susto o espanto como tercera causa de demanda de atención de la medicina tradicional referida por los terapeutas tradicionales en las áreas atendidas por el IMSS-Coplamar ("Medicina tradicional y enfermedad", en Roberto Campos Navarro (comp.), *La antropología médica en México*, Tomo II. Ciudad de México, Instituto Mora / Universidad Autónoma Metropolitana (UAM), 1992, p. 73).

10 La flor se emplea en la cura del susto en distintas regiones de México, y su uso ritual ha sido documentado desde tiempos precolombinos (Montoya Briones, *op. cit.*,

donde están los espíritus-pulsos y frena el frío que ha producido en el niño su pérdida. Entonces digo: "En el nombre sea de Dios, vamos a trabajar", y comienzo a llamar a cada uno de los espíritus. Al enfermo se le pregunta su nombre y con él se le habla a los pulsos. Por ejemplo, ayer que curé a una niña: "¡Hh, Anita! ¡Hh! ¡Anita, ven!". Entonces le pongo pétalos rojos de malvón en la mano y echo un chorrito de agua de espíritus para tomar y le grito: "¡Hh! ¡Anita, ven!". Y con la flor y el líquido, la llamo por toda la cabecita, por el cuello: "¡Hh, Anita!". Después en el pecho, en las coyunturas, primero dentro del codo y luego de la muñeca: "¡Hh! ¡Anita, Anita!". Por último le doy una flor para que la sostenga en la mano, donde también hay un espíritu. Es como si extendiéramos de nuevo el alma desde el corazón, donde se encogió, para llevarla hasta todas las coyunturas, como una cadenita que estiramos hasta los espíritus: codos, muñecas y manos. Entonces voy a las rodillas: "¡Hh! ¡Anita!". En los pies lo mismo. Procuro meterle las flores rojas dentro del zapato, si trae calceta, para ayudarle así a los espíritus a regresar de donde se hayan escondido para que retornen a la persona enferma. Por ese medio estamos ayudando a enderezar y a ponerse de pie todo el cuerpo con sus espíritus. Porque si éste ya está doblado, sus extremidades están caídas, se están marchitando. Y si enderezamos el espíritu le estamos dando vida al cuerpo, lo ayudamos a que se ponga de pie. La salud es estar vertical. Lo horizontal es la enfermedad, estar acostado en la cama.

Si el susto es más fuerte, se encuentran muy enfermos, no tienen conciencia o sufren ataques epilépticos y están constantemente sacudiéndose, hay que hacer un muñeco con las ropas de esa persona. Agarro

---

1964, p. 177; Baytelman, *op. cit.*, 1993). Escriben Signorini y Lupo sobre la Sierra Norte de Puebla: "En la cura de trastornos cardiacos, por ejemplo, se emplea en tisana la flor de magnolia mexicana, que tiene forma de corazón y que por esto y por el uso que de ella se hace en el campo terapéutico, es denominada con el sugestivo nombre de *yoloxochitl* /flor de corazón/" (*Los tres ejes de la vida: almas, cuerpo, enfermedad entre los nahuas de la Sierra de Puebla.* Xalapa, Universidad Veracruzana, 1989, p. 35).

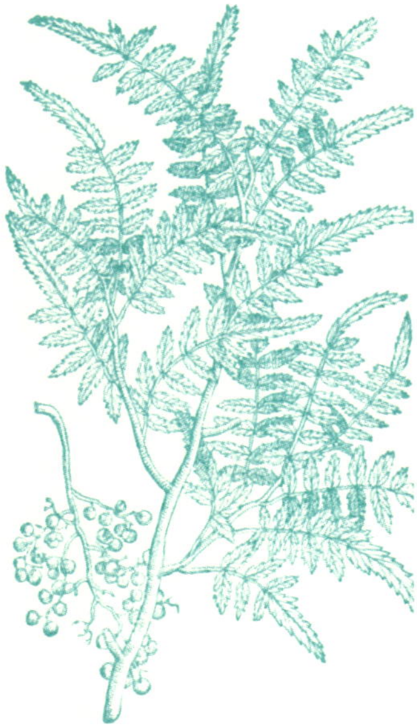

PIRUL
(*Schinus molle* L.)

una prenda y dándole vueltas formo la cabeza, brazos, manos, piernas y pies. Si es mujer, le pongo una falda y una blusa encima al muñeco; si es hombre, visto al muñeco con pantalón. El enfermo se queda en casa al cuidado de alguna persona. Entonces busco una vara finita y voy al lugar donde se cayó o se espantó.[II] Dejo al muñeco en el suelo y grito: "¡Ay! ¿Qué haces ahí? ¡Mira nada más! ¿Qué tienes que estar haciendo aquí? ¡Ándale, regrésate para tu casa!". Así le hablo al espíritu como una criatura que se regaña: "¡Mira nada más lo que haces! ¿Dónde estabas? ¡Párate! ¡Ándale! ¡Vete para tu casa! ¡Ándale!". Todo esto golpeando al muñeco con la vara para asustarlo, para que del mismo susto el espíritu se vaya a esconder en el muñeco y regrese. El espíritu reconoce esa ropa porque es con la que el enfermo se ha vestido, aunque sea una vez. El espíritu dice: "Pues voy adonde me lleven, porque me traen a chicote tendido". Se sabe que el espíritu se ha ocultado allí porque el muñeco pesa. Se siente como de quince o veinte kilos el peso de la persona o la criatura que uno llega a traer, porque luego adelgazan por la enfermedad. En el camino, desde donde estaba el espíritu hasta la casa del enfermo, ya siente uno el cansancio del peso en las manos.

Hay que procurar no encontrar ningún ruido, no hacer escándalo, para que llegue hasta la casa y no se regrese al lugar donde se espantó. La gente sabe que debemos de guardar silencio. Susurran: "Cállense, cállense, no hagan ruido porque están curando a una persona que se espantó".

II La práctica ritual recibe el nombre de "levantar el espíritu" y es distintiva de los recursos terapéuticos empleados por los curanderos *tepatique*.

Al llegar, se acuesta al muñeco junto al enfermo para que se duerma con él. Eso es todo. Se le da al paciente agua de espíritus de preferencia ya preparada, más las flores rojas de malvón, clavel y gladiola.

Cuando perdemos uno o dos espíritus se puede curar gritando su nombre, y regresan aunque estén lejos. Pero cuando falta la mayoría, entonces hay que ir a buscarlo con el muñeco. Después de haber dormido con él, al enfermo se le hacen cuatro curaciones como las que conté al inicio: en la cabeza, cuello, pecho, en especial la zona del corazón, coyunturas, codos, muñecas, manos, rodillas y pies. Se lleva al enfermo a la cama, no se hace ruido, no se le grita, porque el espíritu es como un niño "chiqueón" y puede retornar otra vez a su escondite fuera de casa. Esta curación funciona porque el cuerpo humano, al igual que el muñeco de ropa, es en realidad como un vestido. Y el espíritu es un doble cuerpo que está adentro, que nos está dando vida. Si lo perdemos, o se llega a perder en parte, pues decaemos. Cuando retorna va al corazón y a todo el cuerpo, llenándolo, y entonces la persona que está aferrándose al cuerpo otra vez exclama: "Ya estoy en mí". Todos esos males a los que llaman los médicos presión alta, presión baja, claustrofobia, vitiligo, Alzheimer, mal de Parkinson son uno solo: si el corazón, que es el motor del cuerpo, se espantó, adiós vida.[12]

La hermana de doña Fausta, Catarina Linares, que también es curandera *tepatiqui*, atiende en otra zona del pueblo. En su vivienda destaca un zaguán cuyas paredes se encuentran revestidas de huacales, unos colmados de plantas medicinales —cuyo aroma impregna el lugar—, otros, a manera de jaulas, albergan gallinas rojas y negras —consideradas las variedades más fuertes— que empollan inmóviles sus huevos destinados a las limpias. Una larga banca de madera sirve de sala de espera donde se van acomodando, a medida que llegan, los pacientes. Catarina cura desde la niñez "por la gracia de Dios":

12 Fausta Linares, 61 años, Santa Catarina del Monte, 1/7/2004.

Ahora me ayuda mi hija, está aquí aprendiendo. En esa banca esperan los clientes. Yo cobro cuarenta pesos por consulta, más las hierbas de medicina que vayan a necesitar, porque yo soy curandera naturista, hierbera. Curo de empacho, susto, aire, huesos, reuma, coraje, mal de ojo, y utilizo principalmente plantas. Curo a adultos y a niños. Lo que más atiendo son curaciones de susto y de mal aire. Para diagnosticar, les paso el huevo y leo la clara, o les siento el pulso en las coyunturas que son los espíritus que tenemos a lo largo del cuerpo; si están asustados, no les brincan. Con los bebés no es tan complicado como con los adultos.

Yo curo el espanto a bebés y a niños con granos de maíz: los voy parando sobre el bracito del niño. En el interior del codo pongo uno, luego en la muñeca otro, y en la palma de su manita pongo el último. Cuando voy llamando a la criatura por su nombre, los maicitos tienen que pararse solitos, en orden, desde el codo hasta la palma de la mano, en los pulsos, a medida que regresan los espíritus. En cada maicito regresa un espíritu. Y cuando se paran los tres, entonces ya se curó el bebé, se alivió de espanto. El maíz tiene un espíritu como nosotros y ayuda a curar. También, cuando el bebé se asusta y no se tienen a la mano los maicitos, se le puede curar con azúcar. Le echo en el codo y le hablo con cariño; le echo azuquitar en la muñeca y le hablo con cariño; le pongo azuquitar en la palma de la mano y le hablo; le pongo azuquitar en las sienes y le susurro: "¡Vente!". Digo su nombre del santoral: "Vente, chiquito, no te asustes, ven, estás con nosotros". Y le doy tantita agua de azúcar. Eso sirve cuando no se tienen los maicitos. Al día siguiente lo curo con los espíritus del maíz.

Cuando el niño padece un susto ya grave es muy bueno el huevo crudo de guajolote con vinagre, que se lo den a tomar y con eso se quita. Por eso es bueno tener guajolotes. Y ese huevo lo uso también para limpiar a las criaturas cuando tienen mal aire; se enferman, lloran, no pueden dormir, les salen ronchitas. Si les echan mal de ojo, les limpio con el huevo de guajolote que es más efectivo que el de gallina.[13]

13 Catarina Linares, 70 años, Santa Catarina del Monte, 24/6/2004.

Los granos de maíz, "los espíritus del maíz", se identifican con los espíritus del ser humano, del niño. Este hecho parte de que se atribuye un corazón-*yolotl* al maíz y se concibe como el sustento humano por excelencia. En el ritual terapéutico, el maíz no sólo presenta una identidad con los espíritus, sino que propicia su regreso cuando la *tepatiqui* enuncia el nombre del niño sobre los granos. El maíz posee una fuerza puesta al servicio del infante en el ritual curativo. En ocasiones, el número de granos utilizados depende del sexo del enfermo: cinco para el niño, siete para la niña. De esta manera, los espíritus del maíz se relacionan directamente con la concepción nahua de la persona.

TESIFTEROS Y TETLACHIHUIQUE: GRANICEROS Y BRUJOS

Los *tesifteros*, del náhuatl *tesihuitl*, granizo: "quienes retiran el granizo" y "entienden el tiempo", o graniceros, son un tipo de especialistas rituales que se encargan del control de los fenómenos atmosféricos: ahuyentar las tormentas eléctricas, tempestades, fuertes vientos y granizadas que amenazan los sembradíos, así como efectuar peticiones de lluvia cuando escasea. Estos especialistas ejercen también labores terapéuticas, y en las comunidades serranas se les designa como "graniceros-curanderos".[14] A diferencia de otros médicos tradicionales, como las parteras o los curanderos *tepatique*, los graniceros son elegidos por los espíritus *ahuaques* o "dueños del agua" mediante la descarga del rayo. Al sobrevivir a su impacto en cuatro ocasiones, el iniciado adquiere el don y las facultades para desempeñarse como granicero; en ciertas ocasiones, su elección ocurre al padecer "enfermedades acuáticas" atribuidas a estos seres. Para los nahuas, el golpe

14 Véase David Lorente, "*Tesifteros*, los graniceros de la Sierra de Texcoco: repensando el don, la experiencia onírica y el parentesco espiritual", *Dimensión Antropológica*, vol. 70, 2017, pp. 101-150. Sobre las actividades terapéuticas de los *tesifteros*, Lorente, *op. cit.*, 2008, 2009, 2010b, 2013.

del rayo y las afecciones del agua resultan equivalentes porque marcan el inicio de una relación entre los espíritus *ahuaques* y el granicero. Esta relación se desarrolla a través de las experiencias oníricas que el especialista ritual vive a partir de ese momento, y en las que se lleva a cabo el proceso de instrucción en los saberes y técnicas necesarias para ejercer como granicero.

Los *tesifteros* son considerados como verdaderos especialistas de los sueños. Su proceso de iniciación se vincula con la capacidad de desprenderse del cuerpo en forma de espíritu y trasladarse a las corrientes de agua donde habitan los *ahuaques*. Los espíritus del agua nutren al granicero con las sustancias de las que se alimentan, consideradas aromas y no productos sólidos. El espíritu del granicero experimenta un proceso de transformación ontológica y deviene en *ahuaque*, como las entidades que lo reclutaron. Esta situación distingue al granicero de los otros terapeutas tradicionales de la Sierra.

El *tesiftero* manifiesta una naturaleza ontológica dual: un ser humano nahua que se desenvuelve en su comunidad y un espíritu del agua que desarrolla su actividad durante los sueños en una comunidad subacuática paralela a los pueblos de la Sierra. Una característica distintiva de los *tesifteros* es poder controlar su espíritu, percibido como un "doble cuerpo", transformado mediante la iniciación en *ahuaque*. Esta corporalidad distinta a la ordinaria faculta al especialista ritual para percibir el mundo del agua de la misma manera en que lo hacen los seres que habitan en él. Esta condición resulta central al entregar ofrendas en el manantial para sanar a los enfermos, pues es capaz de ver los objetos que dispone con los ojos de los dueños del agua.

El proceso de iniciación del *tesiftero* podría definirse como el hecho de "soñar la mirada de los espíritus".[15] Es decir, apropiarse de su punto de

15 David Lorente, "Los sueños y la mirada de los espíritus", *Artes de México. Chamanismo. Obscuridad, silencio, ausencia*, núm. 118, 2015c, pp. 34-43. Hay que destacar que

vista por el acto de consumir su alimento y adoptar su corporalidad. Donde los nahuas de las poblaciones serranas perciben grandes piedras que emergen del cauce de los manantiales o rocas que contornean el curso de los arroyos, los *tesifteros* ven, en sueños, las casas de los espíritus, viviendas de distintas formas y tamaños que, en función de su número, conforman pueblos o ciudades. A su vez, los arroyos y pequeños ríos que surcan la topografía serrana y espejean cuando se observan en la distancia desde los cerros, constituyen, para ellos, los caminos y carreteras que vinculan entre sí las poblaciones *ahuaques*: "Es posible soñar un camino, un sendero, una carretera incluso. Por allí camina el granicero en espíritu mientras duerme. Pero esos caminos o carreteras son, en realidad, para las personas de acá de la Sierra, ríos grandes y arroyos caudalosos, sólo que vistos desde la mirada de los *ahuaques*".[16] Además, en sus sueños, los *tesifteros* perciben las voces y el lenguaje de los espíritus que, en la vida ordinaria, los nahuas escuchan sólo como el rumor del agua y el ascenso de las burbujas.

La especialidad terapéutica de los graniceros radica en el tratamiento de enfermedades causadas por los dueños del agua, principalmente las agresiones que desencadenan la pérdida del espíritu en los manantiales y arroyos serranos. Los nahuas explican que los *ahuaques* apresan el espíritu de quienes acuden a estos lugares a las doce del mediodía y que dañan inadvertidamente las propiedades de los espíritus o resultan atractivas para los seres del agua por tratarse de niños o de serranos dotados de oficios deseados. El destino de estos espíritus apresados es transformarse en *ahuaques* y pasar a integrar el mundo-otro subacuático. Los *tesifteros* son los únicos terapeutas que cuentan con los atributos y conocimientos para llevar a cabo la recuperación de estos espíritus.

---

los sueños de los *tesifteros* son tanto nocturnos como diurnos, un estado que, si acontece en la vigilia, los nahuas lo describen como "privarse" o "quedarse privado".

16 Micaela Velázquez, 45 años, Santa Catarina del Monte, 11/05/2015.

No obstante, los graniceros acumulan otras destrezas médicas y vuelcan sus actividades en el tratamiento de casos severos de susto o espanto, mal de ojo y su variante agravada, el *xoxal*, mal aire, agresiones de brujas *tlahuepochis* y "daño" por brujería. Los *tesifteros* están capacitados para afrontar las afecciones espirituales infantiles más graves y peligrosas, pues se les considera como los especialistas provistos de mayor fortaleza anímica. En sus diagnósticos recurren a limpias y lecturas del huevo, el uso adivinatorio del maíz, la auscultación de los pulsos y a sus propias experiencias oníricas descritas como viajes y dirigidas a visitar el mundo subacuático de los dueños del agua. Su terapéutica asimila un amplio espectro de recursos curativos incluyendo herbolaria, productos animales (plumas, pieles, huesos), decocciones, ungüentos, fricciones, masajes, oraciones, limpias, entrega de ofrendas a las entidades patógenas y elaborados rituales dirigidos a lograr la recuperación del espíritu del paciente y a la restitución en su organismo. Un vecino de San Jerónimo ofrece una detallada descripción de la iniciación de estos terapeutas:

> Los *tesifteros* se inician cuando les pega un rayo y quedan tirados en el suelo, sin vida en el cuerpo, pero después llega otro rayo y los revive. En el tiempo que están muertos, el espíritu de la persona se traslada, como en un sueño, al interior del manantial, que es donde se dice que habitan los dueños del agua. Cuando revive el cuerpo, despiertan con el conocimiento para platicar con los *ahuaques*; así les decimos en náhuatl a los espíritus del agua, dueños de los manantiales. Esos dueños del agua son personas como nosotros, hombres, mujeres y niños, que viven adentro de los arroyos con sus casas, calles y edificios. Son personas, pero en espíritu. Es gente de aquí, que murió y se la llevó el rayo. Son poderosos. Ellos eligen a las personas que les gustan como graniceros. Los *ahuaques* les entregan un don. Y ese don de los graniceros es para entender el tiempo. Por eso cuando ven las nubes de granizo o los remolinos que bajan del cielo para destruir las cosechas, salen con su palma bendita y amenazan a las nubes, les hablan a los dueños del agua y

corren a las tempestades para otro lado. Entonces el granizo no cae allí, se libra la sementera. Hoy ya no hay tantas cosechas y los graniceros se ofrecen como curanderos. Ellos tratan los males de los *ahuaques*, cuando la gente pierde su espíritu en los arroyos. Quienes se enferman más son los niños, porque a esos dueños del agua les gustan los niños chiquitos que a veces juegan o se acercan a las corrientes de agua.[17]

Don Cruz, tal vez el granicero más prestigioso de San Jerónimo, narra dónde fue elegido por los *ahuaques*, la manera en la que transcurrió su reclutamiento y el proceso de iniciación a cargo de los espíritus del agua. Su caso insinúa la presencia de un don de nacimiento que se ve legitimado con intervenciones reiteradas de los *ahuaques*. La historia de su designación se relaciona con el tipo de padecimientos que trata como especialista:

> Yo nací aquí en San Jerónimo. Hace 38 años me cayó un rayo donde están las últimas casitas de la colonia. Pero antes de que me pegara la descarga, cuando yo no quería aprender, iba por el río y muchas veces me enfermé. Los *ahuaques*, seres del agua, agarraban mis espíritus. Me dolía la cabeza y se me hinchaban las manos, muñecas y los codos, donde tenemos las coyunturas y los pulsos. Entonces mi suegra, que sabía curar, después de haberme enfermado ocho veces, me dijo: "Tú mejor te vas a enseñar, porque si no te vas a seguir enfermando, y después te vas a morir". Respondí: "¿Cómo? ¡Pero si yo no sé nada!". "Sí, tú tienes tu don. Pero tienes que ponerte fuerte. Ahorita te enfermas, y por eso debes tener cuidado cuando vayas al monte a leñar o a cuidar borregos; si empieza la lluvia te vienes rezando rápido para que no te caiga el rayo". ¡Pero cuándo me acordaba! ¡Me olvidaba siempre!
>
> En esos años, como no teníamos mucho terreno para sembrar maíz, fui a comprarlo a una tienda de Santo Tomás Apipilhuasco, un pueblo vecino. Fui en la tarde para que al oscurecer estuviera ya subiendo

17 Ignacio López, 45 años, San Jerónimo Amanalco, 14/4/2015.

la veredita. Regresé, pero ya estaba tronando. Parecía que el trueno alumbraba al cerro Tlamacas, que está allá. Dije: "¡Híjoles, me va a agarrar!". Ya chispeaba. Cargaba a la espalda once kilitos de maíz envueltos en un ayate. ¡Híjole! Pasé un montoncito de magueicitos chiquititos. ¡Qué cosa! ¡Cuando aparece una nube y descarga el pinche rayo encima de mí! ¡Me dio en el hombro y el brazo izquierdos, y me tumbó encima de los magueyes! ¡Me dieron el chingadazo en la cabeza! Y mi muletita del maíz fue a caer sobre los magueyes. Caí boca arriba. No me piqué con los magueyes. Me botaron nomás. Pensé que a lo mejor me iban a "donar", me iba a morir. Cuando me levanté, estaba sangrando de la nariz. De los magueyes me "escamé"; me levanté y me fui. Serían unos ochenta o cien metros hasta mi casa. Comenzaba a llover, ya era de noche. Llegué sangrando. Mi mujer me humeó con unas plumas de gallina y las quemó tantito con lumbre para que no me espantara. También tomé agua rápido. Con eso no enfermé. El rayo no me rasguñó por ninguna parte; como un escarmiento, un toquecito en realidad.

Tiempo después yo curaba ya las enfermedades de los *ahuaques*, que roban el espíritu de las personas y se enferman. Iba yo a traer el espíritu de una mujer atrapado en un manantial del monte. Allí me dieron otro "rayazo", un chingadazo, un toque; hasta fui a caer dentro del tepetate, por eso me rasguñé todo, ¡pero no lo solté! Dejé al espíritu en San Jerónimo con la mujer enferma. Iban dos chalanes conmigo, se suele llevar dos, uno delante y otro detrás. Cuando me caí les pedí que me levantaran.

Dos veces me pegó el rayo, y cerca del río Partidor me tocó otro. Mientras caminaba me agarró la lluvia. El cuarto rayo me iba a tocar en el monte encima de un arce, pero como me quité del árbol no me cayó. Al árbol sí lo sonrojaron, quedó calcinado. A mí me pegó a medias, no directamente. Después ya mejor me enseñé todo bien [aceptó el don]. Porque se necesitan cuatro rayos para registrarse, iniciarse y completar el proceso. Ahora ya soy granicero, o *tesiftero,* como se dice. Platico con los *ahuaques*, que son mis compadritos, mis conocidos.

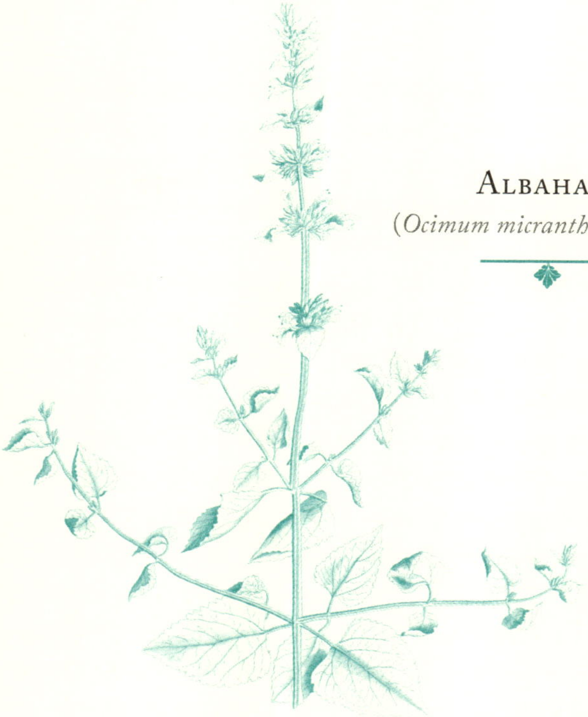

Albahaca
(*Ocimum micranthum* Willd.)

> Sueño y los veo. Me hablan adentro del agua; es como nuestro mundo, pero en el manantial. Tengo más conocimientos. Entiendo el tiempo y puedo predecirlo; conozco plantas medicinales; sé arreglar huesos; curo a las criaturas de sus males y, si lo desea —dijo bajando la voz—, yo le puedo enseñar a echar [brujería] y también le puedo enseñar a quitar [a curarla].[18]

Aunque a menudo graniceros y brujos suelen constituir especialistas distintos, no es raro que, como sucede con don Cruz, ambas facultades o dones converjan en la misma persona. La fortaleza anímica, el hallarse en posesión de un corazón-espíritu fuerte, caracteriza tanto

18 Cruz D., 63 años, San Jerónimo Amanalco. El relato integra dos narraciones del ritualista, 30/1/2005 y 12/7/2005.

a los *tesifteros* como a los brujos *tetlachihuique*, cuyas atribuciones se relacionan con la posibilidad de ejecutar acciones psíquicas: "concentrarse" para generar, desde la fuerza de su corazón, pensamientos y sentimientos con potencial patógeno.[19] También se les atribuye la capacidad de establecer pactos con los aires para que apresen al espíritu de una víctima y lo confinen en el lugar de residencia de estas entidades.[20] Además pueden vender el espíritu de cierta persona a los *ahuaques* a cambio de beneficios personales.[21]

La invisibilidad social a la que los *tesifteros* están sometidos en las comunidades sugiere la asociación de estos ritualistas con la brujería. No se trata de personajes públicos. A menudo, su existencia resulta ignorada por buena parte de sus vecinos. En ocasiones los *tesifteros* llevan a cabo sus actividades terapéuticas de noche, en el anonimato de la oscuridad y en estrecho contacto con ese estado ontológico del cosmos y el tipo particular de fuerzas que lo pueblan. Jacques Galinier, refiriéndose a la asociación de la noche con la brujería, indica al respecto: "No se trata únicamente de evitar las miradas curiosas, sino de poder activar unas entidades que emiten su máxima potencia durante esa fase precisa del nictémero".[22] El tiempo-espacio nocturno se concibe como un mundo lleno de amenazas que, a partir

---

19 En la vecina Tlaxcala, producir mal de ojo puede ser un indicio de la orientación de un individuo hacia la brujería, de ser *tetlachihui* (Hugo Nutini y John M. Roberts, *Bloodsucking Witchcraft: An Epistemological Study of Anthropomorphic Supernaturalism in Rural Tlaxcala.* Tucson & London, The University of Arizona Press, 1993, p. 48).

20 David Lorente, "El 'aire' o *yeyecatl* entre los nahuas de Texcoco: notas etnográficas sobre una fuerza volátil, patógena y asociada al diablo", *Revista Española de Antropología Americana*, vol. 45, núm. 1, 2015a, pp. 253-285.

21 David Lorente, "Amores de manantial. Un episodio nahua de curación en la Sierra de Texcoco", *Tlalocan,* núm. 28, 2012b, pp. 179-200.

22 Jacques Galinier, *Una noche de espanto. Los otomíes en la oscuridad.* Hidalgo-Ciudad de México, Universidad Intercultural del Estado de Hidalgo (UICEH) / Societé d'Ethnologie / CEMCA, 2016, p.23. Acerca de la "nocturnidad indígena", Jacques Galinier y Aurore Monod, "Prólogo", A. Monod y J. Galinier (coords.), *Las cosas de la noche. Una mirada diferente.* Ciudad de México, CEMCA, 2016, pp. 7-16.

de la medianoche, se torna peligroso. Entonces se difuminan las fronteras entre ámbitos ontológicos, los espíritus de los seres humanos se desplazan en sueños, y algunos brujos *tetlachihuique* exteriorizan su doble cuerpo-espíritu para convertirse en animales (gatos, perros, jabalíes, burros) y perpetrar actos dañinos. La modalidad del brujo-*tetlachihui* transformado en animal es conocido en la Sierra como nahual.[23] Su actuar desencadena agresiones anímicas en los seres humanos a los que convierte en víctimas, devorando su espíritu o corazón.[24] Brujos y *tesifteros* pueden ocasionar diferentes tipos de enfermedades por medios psíquicos —el odio, la mirada— o empíricos, recurriendo a brebajes, conjuros, manipulación de ropa, cabello o muñecos que representan a sus víctimas.

Se dice que únicamente quien sabe producir la brujería conoce los medios para tratarla y las precauciones necesarias para anular sus efectos. Ambas facultades se atribuyen, en ocasiones, a los graniceros. Una curandera de San Jerónimo, cuestionada acerca de si sabía curar el *xoxal*, afección producida por brujería y considerada como particularmente grave, explicó:

---

23 En la Sierra, el término *tonal* o *nahual* no designa a una entidad o componente anímico extrasomático, *alter ego* o animal compañero situado en el exterior del cuerpo de un ser humano. Los *tetlachihuique*-nahuales que detentan la capacidad de transformarse en animales lo hacen recurriendo a la posibilidad de externar y transformar su espíritu separable en otros seres que se desenvuelven como animales fuera del cuerpo mientras el sujeto duerme. De acuerdo con los testimonios, el animal sospechoso de constituir en realidad un *tetlachihui* es con frecuencia muerto o golpeado, para descubrir, a la mañana siguiente, a alguien herido en la misma zona del cuerpo, o muerto en el lugar en que quedó abatido el animal. Acerca del nahualismo mesoamericano, véase Roberto Martínez González, *El nahualismo*. Ciudad de México, Universidad Nacional Autónoma de México (UNAM), 2011.

24 Como protección contra los *tetlachihuique*, los nahuas portan cascabeles de víbora ocultos en el bolsillo, que repelen al brujo-nahual (David Lorente, "Plumas de colibrí y cascabeles de víbora: amuletos del mundo divino", *Artes de México. Amuletos*, núm. 131, 2019, pp. 24-31).

> ¡Ah, no, ese lo curan los brujos! Yo no me meto, no me comprometo. Y sí lo sé curar, pero no curo de eso a los niños porque se le pasa la enfermedad a una. Te pega el *xoxal* y se te hinchan las manos. Mejor curo de otras cosas. Pero hay un señor que se llama don Cruz, que vive aquí en el pueblo, es granicero y cura esos males de los *ahuaques*, cuando roban el espíritu en los arroyos. Él sabe curar el *xoxal*. Como es mi compadre, he visto que se pone agua con sal en la boca y hace "shhhhh"; succiona y el agua no se le va; hace "shhhhh" muchas veces y luego va a donde está el *xoxal*, como un bultito o tumor y lo saca. Puede salir fluido, pus, un animal, un pedazo de grasa. Entonces me dice: "¡Mire comadrita, ya no está el *xoxal*!". Él sabe, yo no me meto. ¡Yo qué voy a andar buscando el *xoxal*![25]

La técnica de chupado o succión se asocia con la cura del "daño" causado por brujería y a menudo la comparten brujos y graniceros. Lo hacen interponiendo un huevo entre la persona afectada y su propia boca o recurriendo a ésta para extraer la sustancia patógena del cuerpo de la víctima, "sacando materias feas y escupiéndolas". Un *tesiftero* fallecido de Santa Catarina del Monte, llamado Juan Velázquez, ejercía su labor de la siguiente forma, según describió su propia hija:

> Mi padre era uno de los tres graniceros del pueblo y era naturista, sanaba a los enfermos con hierbas. Curaba el mal aire y de eso que llaman "mala enfermedad", como brujería. Él tenía su don de nacimiento y sabía hacer las cosas. Y al morir no supimos bien lo que tuvo porque, con la boca, jalaba la enfermedad a los enfermos, los chupaba. Les sacaba materias feas, como pus, y aunque escupía lo que extraía, no sabemos si algo se le pasaba.[26]

25 María Durán, 56 años, San Jerónimo Amanalco, 22/11/2014.
26 Juana Velázquez, 45 años, Santa Catarina del Monte, 16/5/2004.

HIERBABUENA

(*Mentha spicata* L.)

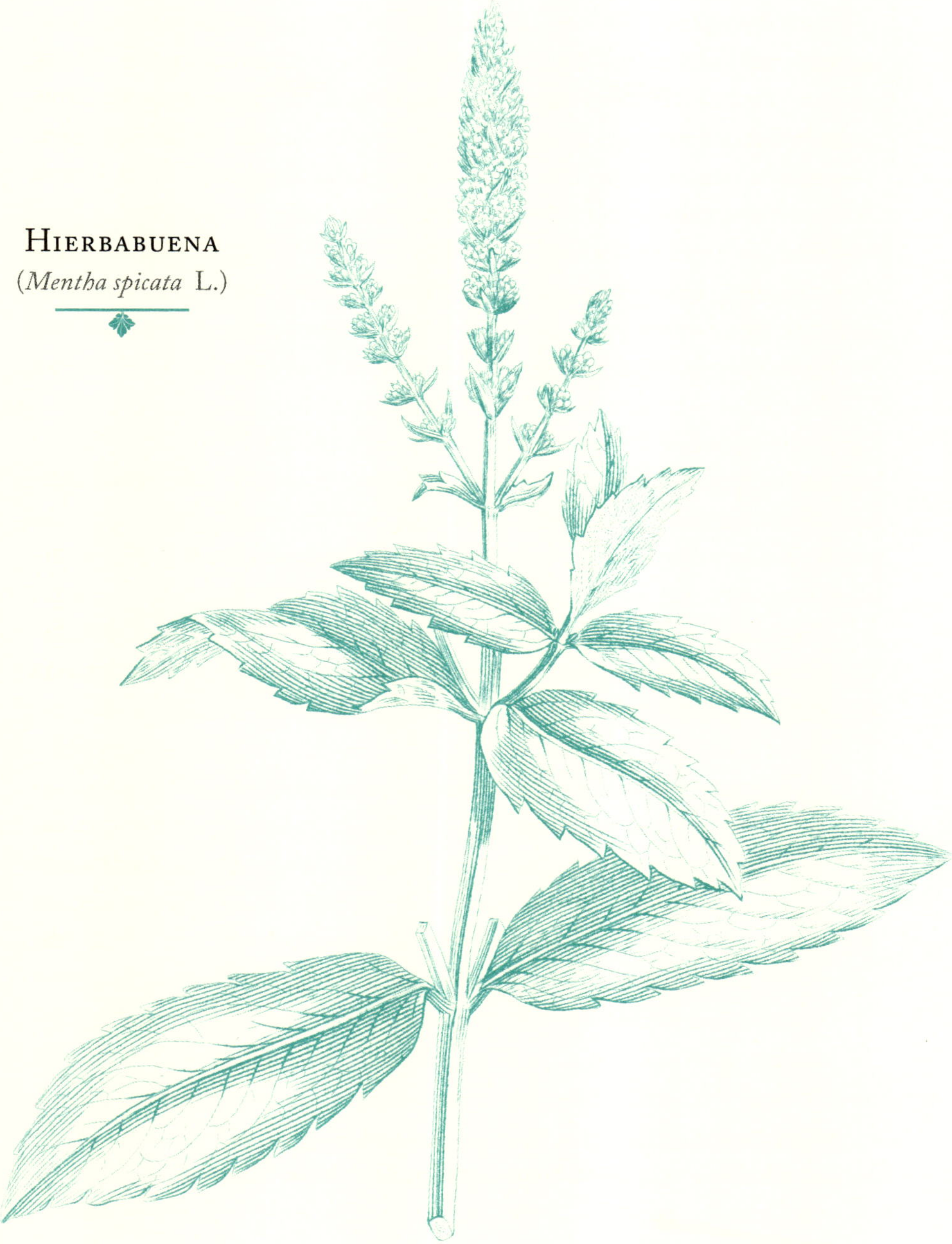

Los graniceros y brujos realizan sus labores terapéuticas principalmente los martes y viernes, considerados como los días más fuertes y aquellos en los que son capaces de escuchar a distancia lo que se dice de ellos. En estos días, sus capacidades psíquicas y cognitivas se potencian: "martes y viernes ellos oyen, porque son días de los brujos". Ante la amplia diversidad de afecciones y métodos terapéuticos compartidos por parteras y curanderos, los padecimientos ligados al daño y la brujería son tratados exclusivamente por brujos y graniceros. Aunque en ocasiones se estigmatiza a estos ritualistas atribuyéndoles prácticas dañinas, si el enfermo padece afecciones vinculadas con la brujería, ambos son considerados como la única opción efectiva.

Tesifteros y brujos *tetlachihuique*, además de curar el *xoxal*, brindan tratamiento a los niños afectados de "maldad", es decir, hechicería, daño causado a la persona por medios empíricos, generalmente por el consumo de alimentos o bebidas contaminadas con sustancias patógenas o venenos. Un terapeuta iniciado como brujo comenta:

> La maldad se diferencia de la brujería, del mal de ojo y del *xoxal*. La maldad es cuando le dan al niño comida "afectada" y padece diarrea, calentura, vómitos, no come y no responde por su nombre y comienza a enflacar. Para tratarlo, compro en el Mercado de Sonora unos polvitos que son como el carbonato y vienen en un frasquito: los revuelvo bien, se los pongo en su colita y también se los doy a beber en té. Así expulsa lo malo que comió y en pocos días sana. Y cuando trato a una criaturita recurro a las flores blancas, porque toda la maldad la rechazan las flores blancas con el agua bendita.
>
> Si lo piden los padres, trato de conocer, por adivinación, quién fue el responsable que le hizo esa maldad al niño. Les digo: "Ahorita vamos a saber quién lo hizo". Entonces busco una cazuelita de barro, la lleno de agua y fijo en el medio una velita nueva y la prendo. Luego sumerjo una moneda en el agua y echo muchos papelitos con el nombre de todos aquellos vecinos de los que sospechan los papás que pudieron haberle causado la maldad al niño. En muy poco tiempo, después de rezar

mis oraciones, uno de los papelitos se va derechito, derechito, hacia la vela, y los demás dan vueltas, pero no se acercan. Y digo: "¡Ahí está la persona!". Entonces vemos si hay que visitarlo en su casa y le reclamamos lo que le hizo al niño o si se emplean otros medios para tratar al culpable. Lo importante es que la criatura sane.[27]

Graniceros y brujos *tetlachihuique* asocian, al tratamiento de la brujería y hechicería, diferentes métodos de adivinación destinados no sólo a diagnosticar la enfermedad que aflige al enfermo, como en los casos anteriores —donde las limpias con huevo, los granos de maíz o los sueños jugaban un papel principal—, sino a determinar la identidad del responsable de enviar la enfermedad. En la cura del "daño" causado por brujería o hechicería, desenmascarar al culpable es considerado parte del tratamiento, pues sanar a la víctima de las agresiones de un brujo implica a menudo revertir la fuerza patógena hacia quien la envió.

Finalmente, en ocasiones brujos y graniceros intervienen en la curación de una enfermedad infantil considerada muy peligrosa. Se trata de las agresiones nocturnas perpetradas por las brujas chupasangre o *tlahuepochis*, que adoptan la forma de guajolotes para volar hasta la casa del niño elegido y succionar su sangre. En estos casos, "el curandero debe de ser de la misma 'carrera', también debe ser brujo, un brujo parecido a la *tlahuepochi*". El tratamiento de la enfermedad implica paliar el debilitamiento físico del niño causado por la bruja o, en casos de agresión recurrente, aguardar la llegada nocturna del guajolote y proceder a la eliminación de la *tlahuepochi*.

Al margen del tratamiento de la brujería, los graniceros desempeñan un papel insustituible en las comunidades debido a sus competencias terapéuticas para tratar las afecciones producidas por los dueños del agua, una causa común de padecimientos infantiles, debido a la predilección que los *ahuaques* manifiestan hacia los niños. Los *tesifteros* ocupan un lugar importante como terapeutas porque poseen una especialización exclusiva, derivada de sus relaciones con el mundo-otro, constitutivas de su don.

27 Juan C., 47 años, San Jerónimo Amanalco, 12/4/2015.

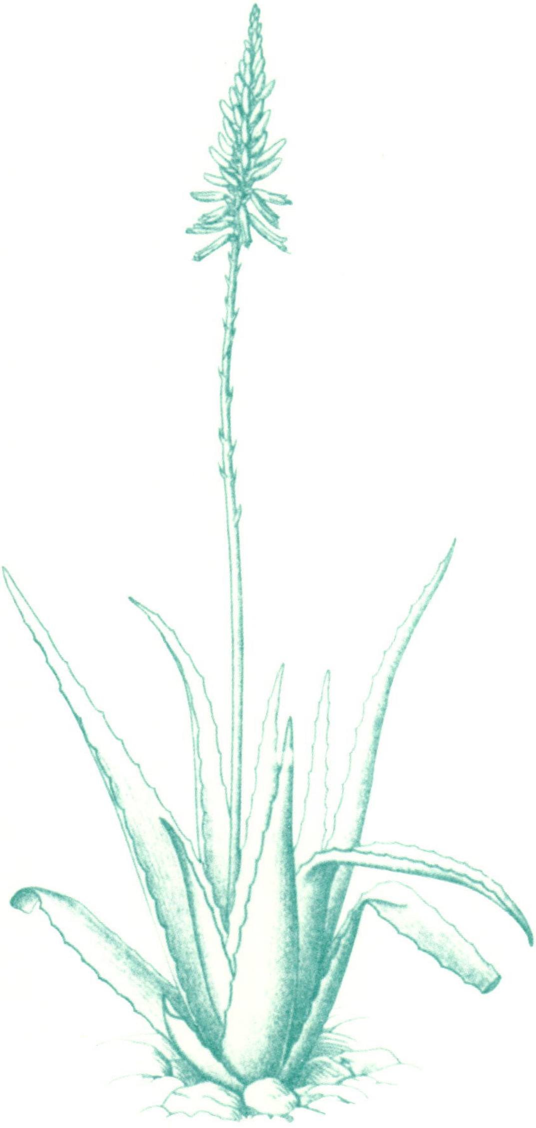

Sábila
(*Aloe vera* L.)

MADRES TERAPEUTAS

En el panorama de la medicina tradicional serrana, las madres de familia actúan como auténticas curanderas no iniciadas. Carentes del don y del reclutamiento místico distintivo de los especialistas indígenas, poseen, sin embargo conocimientos cosmológicos sobre la concepción nahua de persona y los procesos de salud-enfermedad que les permiten poner en práctica procedimientos terapéuticos.[1] Ellas son las primeras en efectuar un diagnóstico y en consecuencia brindan atención primaria a los niños. Cuando las enfermedades exceden sus

1 Frente a esta situación, Danièle Dehouve señala la manera en que los padres actúan como especialistas rituales entre los tlapanecos de Guerrero. Aquí no son las madres y sus saberes médicos, sino los padres y su función ritual lo que destaca: "Las competencias rituales están ampliamente difundidas entre la población masculina. Dicho de otro modo, el especialista de base es el propio jefe de familia [...] capaz de realizar los rituales en beneficio de sus familiares, lo que permite al mismo tiempo que se transmitan los conocimientos rituales de una generación a otra. Así, el primer nivel en el cual se ejercen las competencias rituales es la familia extendida. Todos los géneros de competencias ceremoniales existen en el nivel doméstico de manera más o menos desarrollada" ("El especialista ritual tlapaneco: poder y fuerza", en Patricia Gallardo y Francois Lartigue (coords.), *El poder de saber. Especialistas rituales de México y Guatemala.* Ciudad de México, Universidad Nacional Autónoma de México (UNAM), 2015, p. 137).

competencias, deciden los itinerarios curativos acerca de cuándo, a quién y en qué orden acudir. Así, ellas son enclaves estratégicos entre los centros de salud y los terapeutas indígenas.

En diálogo constante con las abuelas y otras mujeres, las madres de familia observan en sus hijos los síntomas, signos y causas de diversos tipos de síndromes de filiación cultural y padecimientos biomédicos. Tras someterlos a los recursos de la medicina familiar, que incorpora hierbas, alimentos, procedimientos rituales y préstamos de la medicina alópata, reconocen si el tratamiento lo realizan ellas, la medicina alópata o los curanderos indígenas. En ocasiones la cura implica un itinerario terapéutico en el que se acude, en diverso orden, a los distintos sistemas médicos. En cualquier caso, la madre es quien supervisa el tratamiento y escoge cómo proceder y a quién acudir en cada momento.

La medicina de las mujeres

Las madres de familia poseen un conocimiento sofisticado sobre las concepciones nahuas de cuerpo y persona que sustenta su labor como terapeutas y les permite diagnosticar y atender a los niños cuando presentan patologías. Este conocimiento es tácito, no manifiesta una sistematización y a menudo se evidencia en sus acciones y en aquello que se debe o no hacer durante la crianza de un hijo. Susana Arias, madre de dos niños y vecina de Santa Catarina del Monte, refiere al respecto:

> Los niños son frágiles. Por ejemplo, el primer corte de pelo es un momento delicado. Tiene que hacerse cuando ya cumplió un año, cuando ya está un poco maduro y ya camina. Si no es así, el niño comienza a chiquearse, llorar mucho, buscarse el pelo y puede dejar de crecer bien o no logra aprender a hablar; le afecta en su desarrollo. Físicamente les afecta. Si se les corta el pelo antes del año, los bebés se enferman de gripe, porque se les mete agua entre el cabellito. Pero lo más peligroso

es cuando se espantan y les da "lástima", entonces lo que hacemos es hervir en agua el cabellito y se lo damos a tomar como té. El espíritu del bebé está también en el cabello. Si se espanta, se le da con agüita para que recupere ese espíritu que perdió y pueda sanar. Cuando se lo corté a mis hijos, guardé el cabello del primer corte. Busqué además que fuera en luna llena para que les creciera más rápido. Esa es la tradición, el cabello del primer corte siempre se guarda, pero el de los hombres, porque las mujeres no nos lo cortamos; nosotras somos siempre de trenza, desde chiquitas.

Lo mismo sucede con las uñas. Si se les cortan muy pronto, antes de los cuatro meses, puede ser que la criatura no hable bien. Las uñitas se les cortan con los dientes y no con las tijeras. En mi familia lo hacían así porque si se usaba metal el niño se asustaba, le daba lástima. Antes guardaban las uñas del primer corte, después ya no.

Si los niños no hablan pronto porque se les cortó el cabello o las uñas antes del año, se puede hacer algo para remediarlo; cuando viene la temporada de las frutas, de los capulines, de los ciruelos, las mismas que comen los pajaritos, se les da para que hablen.[2]

El conocimiento materno comprende saberes complejos acerca del funcionamiento del sistema anímico y su relación con la naturaleza corporal del niño. En el testimonio, los cortes de cabello y uñas mantienen un estrecho vínculo con el sistema alma-espíritu y el complejo cognitivo a él asociado. El espíritu afecta tanto la energía de crecimiento y desarrollo físico del niño como a sus facultades verbales. El cabello y las uñas crecen continuamente por la influencia del espíritu, cuya presencia se manifiesta especialmente en ambas regiones anatómicas: la cabeza y las manos. Intervenir en el crecimiento del cabello y las uñas, antes de que el espíritu se afiance, incide en el desarrollo de la entidad anímica y sus facultades. Por otro lado, conservar los cabellos y uñas del primer corte —portadores de espíritu en sí mismos— permite

2 Susana Arias, 42 años, Santa Catarina del Monte, 14/4/2015.

obtener remedios potenciales contra el espanto que, en un futuro, el niño pudiera padecer. Aunque las madres no formulan estas concepciones explícitamente, de sus prácticas se puede inferir su conocimiento acerca del organismo y de las nociones nahuas de los procesos de salud-enfermedad, ligadas tanto a la dimensión física como a la configuración anímica de los infantes. El testimonio es sólo un ejemplo de muchos otros saberes médicos que forman parte del bagaje materno y guían la práctica de la medicina doméstica.

Las cocinas son espacios donde las mujeres adquieren, construyen, enriquecen y transmiten estos saberes. Se trata de ámbitos exclusivamente femeninos donde dos o tres generaciones desarrollan sus actividades cotidianas.[3] Las dinámicas de estos espacios inciden de forma directa en el predominio de los saberes curativos entre las mujeres. Con frecuencia, los alimentos son un recurso médico. En su preparación intervienen las categorías de frío y calor, y las prácticas culinarias se asocian con la elaboración de remedios caseros. La manipulación de las hierbas medicinales y la preparación de tisanas acontece siempre en la cocina. Mientras los varones trabajan en el exterior, ya sea en la milpa o ejerciendo sus actividades en las ciudades cercanas, las mujeres permanecen en el hogar conviviendo con otras parientes o vecinas con quienes conversan, comparten sus experiencias o intercambian ingredientes para elaborar remedios ante una afección infantil: huevos para limpias, agua bendita, flores o hierbas medicinales.

---

3 En la Sierra es habitual que las mujeres tras casarse vivan con los padres del marido, donde conviven con las suegras. A partir de ese momento las jóvenes casadas mantienen una relación más estrecha con las suegras que con sus propias madres, como revelan los términos que emplean: las nueras llaman a las suegras "mamá" mientras que las suegras llaman a las nueras "hija". Esta pauta de residencia, a veces inicial (antes de que el marido construya su propia vivienda), a veces permanente, incide en el aprendizaje de las nueras. Sobre las pautas de residencia después del matrimonio entre los nahuas: James M. Taggart, *Estructura de los grupos domésticos de una comunidad de habla náhuatl de Puebla*. Ciudad de México, Instituto Nacional Indigenista (INI), 1975.

Junto a las cocinas, los huertos domésticos constituyen un lugar de abastecimiento de recursos terapéuticos así como de reproducción del conocimiento. Estos ecosistemas, cultivados y silvestres al mismo tiempo, son atendidos cotidianamente por las mujeres. En ellos aprenden el lugar preferido de crecimiento de las plantas medicinales, si se asocian o gustan de la vecindad unas de otras, si requieren reproducirse en fases determinadas (como el plenilunio, asociado por los nahuas al crecimiento general de los seres) o si las hierbas prosperan solas. Gracias a la socialización de los huertos, las mujeres adquieren un saber cultural que va más allá de las utilidades terapéuticas de las plantas. Aprender la clasificación de las hierbas, frías o calientes, permite que las mujeres construyan, progresivamente, el sistema nahua de las enfermedades de acuerdo a categorías térmicas. A través de la existencia de remedios particulares según la edad y el género, las mujeres distinguen las enfermedades específicas de hombres, mujeres y niños. El empleo de ciertas plantas en infusiones y en limpias permite que las mujeres diferencien las afecciones materiales y espirituales.

La transmisión del conocimiento entre mujeres no responde a patrones formales ni a una enseñanza organizada de manera convencional. Se trata de un aprendizaje informal: haber escuchado historias o episodios terapéuticos y haber observado o asistido a la preparación de remedios curativos. La vida en las cocinas y la visita a los huertos familiarizan a las mujeres con un extenso conocimiento cosmológico y práctico. A este aprendizaje se suman las observaciones en otros contextos y situaciones. La medicina doméstica incluye el recuerdo de los tratamientos practicados por madres y abuelas, medicamentos recetados por los médicos del centro de salud, así como los remedios y tratamientos observados a los curanderos, cuando alguno de los hijos enfermó. Así, esta medicina doméstica implica la combinación de elementos, a menudo resignificados, de distintos sistemas médicos. Las mujeres imitan a sus madres o suegras, y acuden también a procedimientos deductivos: "si la tos es caliente, entonces tengo que buscar remedios que sean fríos".

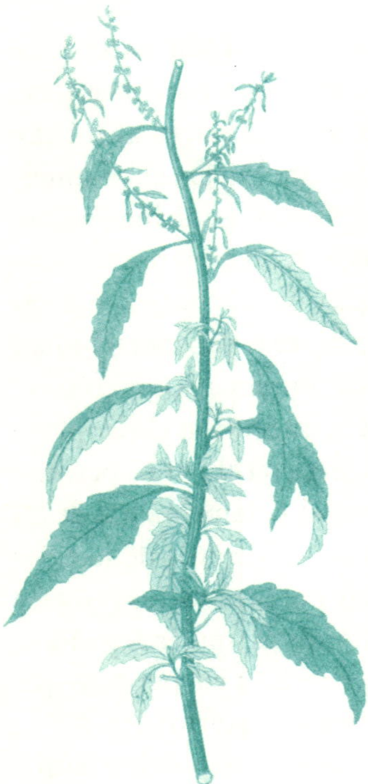

EPAZOTE
(*Chenopodium ambrosioides* L.)

Con frecuencia las mujeres no racionalizan su aprendizaje como una experiencia empírica. Atribuyen su conocimiento, surgido en el momento preciso de la enfermedad, a una actitud mental receptiva, "escuchar a Dios", la cual permite que los remedios surjan de manera espontánea en su mente. La fe, a la que se atribuye una gran importancia en la curación, se explica también como una participación de la divinidad en la transmisión del conocimiento terapéutico.

La medicina de las mujeres aglutina manipulaciones corporales como masajes, torsiones, sobadas, fricciones, "tronados"; plantas medicinales preparadas en cataplasmas, tisanas, apósitos, lavativas; recursos de patente derivados de la medicina alópata: aspirinas, laxantes, sueros, antibióticos, vitaminas, supositorios, antiparasitarios, así como baños en tina y en ocasiones en temazcal. Las madres también emplean cierta terapéutica de carácter ritual a pequeña escala: hacen limpias con huevo, sahuman al enfermo con plumas de aves de corral quemadas en un brasero y realizan sencillas ceremonias de llamada del espíritu para curar el susto, prácticas que a menudo se acompañan de rezos y oraciones. De igual manera utilizan una amplia serie de amuletos: espejos, tijeras y espinas de cactáceas para defender el espacio doméstico de la presencia de brujas chupasangre y brujos *tetlachihuique*, o para defender a los niños, en el vientre materno, de la influencia nefasta de los eclipses. Casi todos los tratamientos se acompañan de remedios y tisanas de plantas cultivadas en los huertos domésticos. En este hábitat, cuyo desorden vegetal es aparente, pues responde a la simbiosis entre las especies herbáceas, arbustivas y arbóreas, se desarrolla una combinación de plantas que crecen directamente en la tierra, pero también en latas y macetas. Caminando en el huerto, las madres saben ubicar con rapidez estafiate, ruda, romero, ortiga, malva, mirto, toronjil, albahaca, jarilla, rosa de Castilla, Santa María, siempreviva, margaritón, ajenjo, menta, hierbabuena, valeriana, manzanilla, epazote, sábila, cedrón, zoapatle y árboles como tepozán, manzano, ciruelo, pirul, huejote, capulín y tejocote.

En cuanto a la atención de las distintas dolencias, las madres afirman curar el susto aplicándole al niño en el cuerpo, o dándole de beber, agua de espíritus que venden en las farmacias. También usan flores blancas y agua bendita como un protector, para prevenir que se le acerquen entes dañinos al bebé. El empacho lo curan frotando el vientre y las nalgas del infante con manteca y "jalando la piel de la espalda hacia arriba para tronarla y despegar aquello que haya quedado pegado a las tripas". El chincual[4] lo sanan aplicándole al niño pomada de la Campana, talco u hojas molidas de la hierba denominada *xoxotla*, que crece en el huerto doméstico. Para curar la alferecía[5] aplican ajo en los labios y las uñas amoratadas del niño. La bilis o los corajes los neutralizan mediante tisanas de hojas de ajenjo. El mal de ojo y el aire infiltrado en el cuerpo lo tratan a través de limpias con huevos de gallina o incluso de guajolote, considerados más fuertes, aunque no practican la lectura del huevo como los curanderos *tepatique*. En la Sierra, el sacerdote les advierte en misa a las mujeres que "no deben hacer limpias por tratarse de

4 Enfermedad que contrae el bebé en el vientre materno cuando la madre ha consumido alimentos dulces, grasos o picantes. La enfermedad se manifiesta al nacer, en trastornos del intestino, comezón y un salpullido de granitos rojos alrededor del ano.

5 Enfermedad cuasada por "aire" que le entra al bebé por no taparlo al dormir; produce amoratamiento de los labios y las uñas.

prácticas paganas asociadas con el Mal y con el diablo". No obstante, para las madres las limpias terapéuticas no plantean incongruencias con sus nociones acerca del culto católico. Otras afecciones tratadas por las mujeres en los hogares son diarrea, catarro, tos, calentura, frialdad, vómito, dolor de estómago, hemorragias, infecciones, afecciones cutáneas y, en ocasiones, caída de mollera, tiricia y casos leves de *xoxal*.

La labor terapéutica de las mujeres forma parte de su rol femenino como madres de familia y se inscribe en los procesos más amplios de cuidado y crianza de los hijos. En la Sierra, ser una buena madre implica contar con los conocimientos terapéuticos necesarios —y siempre crecientes— para hacerse cargo de la salud y prosperidad de sus hijos. En este sentido, habría que entender la medicina doméstica no sólo como una modalidad o un sistema más de salud, sino como un aspecto decisivo en los procesos de reproducción de las personas y del ciclo doméstico.

La pediatría nahua forma parte de los procesos de crianza indígena. El vínculo entre padres e hijos estriba en un ciclo de intercambios recíprocos y a largo plazo que se ven retribuidos constantemente generando interdependencia. El vínculo se inicia con el nacimiento. Al recibir la dedicación y la ayuda paternas en la infancia, el niño inicia su vida "endeudado", esto lo compromete a beneficiar después a sus padres con su apoyo y cuidados. Este ciclo define los lazos paterno-filiales. "En la relación de crianza —escribe Catharine Good—, darle al niño el trabajo de uno constituye la base de la 'paternidad' o la 'maternidad' [...] Los derechos sobre un niño se establecen al trabajar para él o ella. En estos casos el niño usa los términos nahuas correspondientes a 'mi madre' y 'mi padre' para las mujeres y los hombres que intervinieron en la crianza",[6] aunque sean padres adoptivos. Alimentar, vestir, cui-

6 Catharine Good, "'Trabajando juntos como uno'. Conceptos nahuas del grupo doméstico y la persona", en David Robichaux (comp.), *Familia y parentesco en México y Mesoamérica. Unas miradas antropológicas*. Ciudad de México, Universidad Iberoamericana (UIA), 2005, pp. 288-289.

dar, así como prevenir y brindar tratamiento a los males infantiles, forman parte del mismo proceso de producción social de la persona indígena: la crianza del niño de una manera integral.

Al estudiar la medicina doméstica en una región de tradición nahua de Veracruz, María Eugenia Módena se pregunta:

> ¿Cuáles han sido los aspectos que entran en juego para que la madre de familia, o la figura femenina sustituta, haya tenido y continúe teniendo —ahora de otra manera— el control relativo de la salud familiar y en particular, de los niños? Podemos decir que la asistencia femenina de la enfermedad es una de las tantas esferas del trabajo doméstico, de reproducción de la vida y de cuidado y apropiación de los hijos. Puericultura y pediatría son actividades de la madre de familia, responsabilidades de la mujer, así como lo es la confección de los alimentos, el hervido del agua o la higiene de la vivienda, del cuerpo y la ropa de los hijos [que expresan] la protección y el cuidado de la prole.[7]

Estos cuidados maternos presuponen cierta retribución por parte de los niños. Es decir, se espera que los hijos correspondan a sus padres, a lo largo de su crecimiento y de manera distinta según su edad; brindándoles apoyo, trabajo, recursos materiales, ayuda económica y cuidado a sus progenitores en la vejez.

Los cuidados brindados por las madres a sus hijos, vinculados con la prevención o la restitución de la salud, incluyen una amplia serie de prácticas que contribuyen a la construcción de la persona nahua y su corporalidad. Estos cuidados comienzan antes del nacimiento. Mientras el bebé está en el vientre materno se dan los primeros tratamientos asociados con la salud: el cuerpo del niño comienza a formarse y la madre puede fortalecerlo y afianzar su bienestar recurriendo a una selección

---

7 María Eugenia Módena, *Madres, médicos y curanderos: diferencia cultural e identidad ideológica*. Ciudad de México, Centro de Investigaciones y Estudios Superiores en Antropología Social (CIESAS), 1990, p. 134.

de los alimentos que ella consume; si éstos son fuertes, es decir, cargados de *chicahualiztli*, su fortaleza se le transferirá al feto tornándolo resistente a las enfermedades y los padecimientos anímicos que pudiera sufrir la madre (como un susto). Una vez nacido, el cuerpo del niño seguirá construyéndose y será sometido a un proceso de humanización mediante la alimentación: primero con la lactancia, que otorga fuerza al infante por la cocción de la leche en el temazcal, pues únicamente la leche "cocida" por el calor del temazcal adquiere, para los nahuas, las propiedades nutritivas y la fuerza necesaria para alimentar y constituir adecuadamente al bebé. El consumo de maíz se da a una edad temprana, en forma de pedacitos de tortilla remojados en sopa. De esta manera, el proceso de acumulación de fuerza o *chicahualiztli* y la conformación del cuerpo del niño continúan porque, para los nahuas, el maíz es el alimento principal: a la vez que constituye y fortalece el cuerpo otorga vigor al sistema alma-espíritu.

La maduración del cuerpo se manifiesta en la incipiente pérdida de humedad y "endurecimiento" del infante, a imagen de un vegetal o un jilote tierno. En los primeros meses, la exposición del niño a los rayos del Sol o a baños de temazcal reduce su humedad corporal y le permite comenzar a desplegar su motricidad con éxito. El fortalecimiento de los huesos es concebido como una desecación. La solidificación de la fontanela es un indicio del desarrollo adecuado del proceso. Hasta los dos años, la condición "acuosa" del bebé lo expone a la caída de mollera, y la madre debe prevenirla evitando movimientos bruscos y revisando continuamente al infante para detectar los síntomas de esta dolencia. Así los cuidados maternos se dirigen a supervisar la correcta "solidificación" del niño que indica un avance en su crecimiento. Al mismo tiempo, en esta etapa de vulnerabilidad anímica, el infante es proclive, por ejemplo, a padecer mal de ojo por recibir la vista fuerte de otras personas; las madres previenen esta afección atando amuletos en las extremidades de sus hijos como listones y pulseras de cuentas rojas.

El proceso de humanización y conformación de la corporalidad del niño a través de la lactancia, la administración progresiva de maíz y la "desecación" a través del calor encuentran un momento clave en el bautismo. Para los nahuas, el bautismo constituye una práctica ceremonial en la que el alma-espíritu se fija en el cuerpo del niño y su salud se afianza, o bien refuerza la de un bebé enfermizo tornándolo más resistente frente a las afecciones anímicas. El bautismo se asocia con la divinidad Dios-Sol que donó el alma-corazón al infante y cuya invocación en el rito contribuye a afianzarla y asentarla en el cuerpo del niño. Por su parte, los padrinos convocados para el bautismo transfieren parte de su fuerza o *chicahualiztli* al infante e inciden en el reforzamiento de su salud, asegurando el desarrollo y subsistencia del recién nacido. El padrinazgo actúa como una protección frente a enfermedades y agresiones espirituales.[8] El bautismo también es decisivo en el proceso de humanización, pues transforma el estatus ontológico del niño —afianzándolo en la dimensión solar y diurna de la existencia— y lo protege frente a la acción de los seres espirituales patógenos (aires, *ahuaques*, brujas que chupan sangre). La sal, aplicada en el sacramento sobre la lengua, o en ocasiones suministrada en casa como sustituto del bautismo, se considera que cambia la condición y naturaleza corporal del infante. La sal hace al niño "cristiano", humano, algo que para los nahuas se refleja también en la cualidad de su sangre: el dulzor característico de la sustancia vital infantil, atribuido en parte a la lactancia, se torna en una sangre más salada, que repele a los seres patógenos del tiempo-espacio nocturno. A su vez, en el bautismo, el niño recibe un nombre, que en décadas anteriores correspondía al del santoral católico según el día de nacimiento, y hoy

8 Marie-Noëlle Chamoux explica al respecto que los nahuas "consideran al padrinazgo como una protección sobrenatural para el niño [...] si un niño tiene numerosos padrinos y madrinas, está mejor protegido contra las enfermedades y las brujerías" (*Nahuas de Huauchinango: transformaciones de una comunidad campesina*. Ciudad de México, INI, 1987, p. 137).

suele ser elegido por los padres.[9] El nombre de bautismo contribuye al proceso de humanización y a la conversión del niño en persona, y se considera vinculado estrechamente a su sistema anímico. Este nombre de pila es empleado en los rituales de "llamada del espíritu" cuando sobrevienen afecciones como el susto.

Estos cuidados se desarrollan independientemente de la existencia de aspectos innatos y distintivos de cada infante —la fuerza del niño plasmada en su corazón fuerte o débil, según el día y la fase lunar en el momento del nacimiento— e implican esfuerzo y atención continua por las madres, para que el infante logre la conformación de su cuerpo y la maduración de su dimensión anímica.

Durante las etapas infantiles, el tratamiento de las enfermedades implica que las madres cuenten con sistemas de diagnóstico a través de la observación de comportamientos anómalos o signos físicos. Observan si sus hijos manifiestan llanto excesivo o continuo, comezón, pérdida del apetito o sueño, ralentización del movimiento, temperatura elevada o muy baja, trastornos digestivos, enrojecimiento o palidez del cuerpo y del rostro, presencia de secreciones inusuales como lagrimeo, etcétera. La madre distingue el padecimiento en frío o caliente, somático o anímico, leve o grave, nuevo o recurrente. Asimismo lo define de acuerdo a las categorías nosológicas de los padecimientos infantiles: gripa, diarrea, empacho, tiricia, caída de mollera, mal de ojo, aire, susto, etcétera, y procede a asignar una causalidad al padecimiento: mecánica o física (caídas, movimientos bruscos, dieta inadecuada o consumo de alimentos inapropiados), espiritual o intencional

9 Una anciana de San Jerónimo precisa: "El nombre del niño se escogía principalmente por el día en que nacía, o también por el día en que se bautizaba, yo por ejemplo tengo dos nombres: me pusieron Jerónima y Rafaela, así dice mi fe de bautizo. Y también se usaba que si el niño nacía cerca de una fiesta importante, se le ponía el nombre de ese santo, aunque no naciera ese mismo día, por ejemplo, mi papá Guadalupe, que nació el día 9 de diciembre y se bautizó el día 12 de diciembre" (Jerónima Rafaela Duran, 81 años, San Jerónimo Amanalco, 14/4/2015).

(agresión por entidades patógenas, malos aires, espíritus del agua, una persona movida por la envidia, entre otros).

Al evaluar cada enfermedad, la madre toma en cuenta factores particulares como la edad del niño, ya que la peligrosidad del padecimiento se incrementa y agrava en los niños menores, especialmente en los que aún no cumplieron un año, por lo que la mujer actúa con mayor rapidez. También es importante la historia clínica o los antecedentes de afecciones padecidas por el infante, así como los estados nutricionales y anímicos, la vulnerabilidad del niño, su tendencia a contraer cierta clase de padecimientos o la susceptibilidad individual (tipo de corporalidad y fortaleza o debilidad anímica atribuidas a la naturaleza de su corazón). La madre distingue entre niños y niñas y concibe la posibilidad de que al infante se le presenten varias enfermedades asociadas en el mismo cuadro patológico. Esto complejiza el diagnóstico porque en él se deberán distinguir las diferentes afecciones para brindarles tratamiento. O bien, se deberá definir una jerarquía en la que ciertas manifestaciones se consideren síntomas y otras el padecimiento.

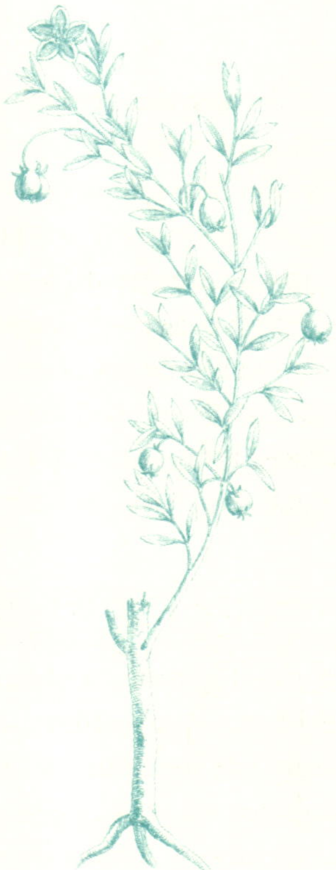

MIRTO
(*Salvia microphylla* Kunth)

El orden de nacimiento es un aspecto importante en la medicina doméstica. A medida que la descendencia de una mujer aumenta, su experiencia diagnóstica y terapéutica crece. Los hijos menores, cuando enferman, se benefician de los saberes acumulados por la madre en la crianza de sus hermanos mayores, recibiendo atenciones más elaboradas y complejas de la medicina doméstica.

El tratamiento materno se orienta por la evolución del enfermo en respuesta a las terapias aplicadas en casa. La resistencia de una afección o su agravamiento pueden derivar en sucesivas reformulaciones del diagnóstico o en la redefinición de la enfermedad. Si, tras recibir la terapéutica doméstica, el padecimiento no remite en el tiempo considerado como normal o adecuado, o si la madre diagnosticó que puede ser tratado por un médico o un terapeuta tradicional, se desarrolla un proceso de búsqueda de atención conocido como itinerario terapéutico.[10] La madre combina tratamientos, terapeutas y formas de atención hasta alcanzar la salud del infante.

Itinerarios terapéuticos

La madre, a veces asesorada por la abuela u otras mujeres, elige y decide de qué manera, cuándo y a qué tipo de terapeuta o sistema médico debe recurrirse. Ella guía y emprende el itinerario terapéutico, establece lo que se tiene que hacer en cada caso y pone en práctica sus decisiones en virtud de su experiencia médica y conocimientos: "La selección realizada —como explica Rosa María Osorio— puede incluir de manera simultánea a varios curadores, puede continuar dentro de la autoatención, o bien, la madre puede modificar o suspender el tratamiento prescrito por el curador en función de lo que ella considere mejor o idóneo. Si considera que la evolución del enfermo no es la adecuada en el tiempo que ella se ha fijado, puede acudir a otro

10 El itinerario terapéutico consiste en la secuencia de actuaciones que realizan los enfermos o sus familias —acudir a diferentes formas de atención y de terapeutas— para solucionar los problemas de salud; el itinerario manifiesta, en acción, los recursos materiales, sociales y culturales con que cuentan las familias (Arhur Kleinman y Thomas Csordas, "The Therapeutic Process", en Carolyn F. Sargent y Thomas M. Johnson (comps.), *Medical Anthropology: Contemporary Theory and Method*. Westport, Praeger Publishers, 1996). Sinónimos de itinerario terapéutico en la antropología médica son: trayectoria de atención, trayectoria curativa, conducta de búsqueda de atención, carrera del enfermo, carrera curativa, entre otros.

curador, suspender el tratamiento, complementarlo o modificar la dosis prescrita".[11] La madre es una figura estratégica: elige entre acudir a los centros de salud de la Sierra o visitar a alguno de los terapeutas tradicionales nahuas de la comunidad o de pueblos vecinos.

Los itinerarios terapéuticos no son lineales y pueden implicar diferentes fases de atención combinadas. La enfermedad es sucesivamente diagnosticada, hasta la elección de un diagnóstico definitivo por la madre, que coincide con la opinión de uno de los doctores o terapeutas tradicionales.

Los factores que influyen en el itinerario terapéutico son: el conocimiento o ignorancia del tipo de padecimiento, la clase de enfermedad, la confianza personal respecto al terapeuta, las redes de parentesco, disponibilidad y accesibilidad de las opciones biomédicas o tradicionales, y las condiciones económicas del grupo familiar, que priman a menudo sobre los niveles de escolaridad —ante los síndromes de filiación cultural, las madres serranas acuden con sus hijos a los terapeutas indígenas, cuyos tratamientos son, en ocasiones, bastante costosos, independientemente de su nivel educativo y social.

Dos ejemplos de estos itinerarios son útiles para entender cómo proceden las madres ante las enfermedades de sus hijos si los tratamientos domésticos fallan o cuando, por su especificidad, se les asignan a terapeutas profesionales como doctores o curanderos. Juana Velázquez, una mujer de Santa María Tecuanulco, madre de cuatro niños, refirió acerca del padecimiento de uno de sus hijos:

> José, mi hijo de seis años, se enfermó el mes pasado. Lloraba mucho por las noches. No sabíamos qué tenía. Luego le salieron unas ronchas, le dio calentura y le dolía la panza. Pensé que podía ser empacho o

11 Rosa María Osorio, *Entender y atender la enfermedad. Los saberes maternos frente a los padecimientos infantiles*. Ciudad de México, CIESAS / Instituto Nacional de Antropología e Historia (INAH) / INI / Consejo Nacional para la Cultura y la Artes (Conaculta) / CIESAS, 2001.

incluso alguna enfermedad del estómago por exceso de calor. Le di té de cedrón que es fresco y calma el estómago. El cedrón crece en mi huerto, es un arbolito que huele bien bonito. También le di té de la planta de malva, que es fría y sirve para los males calientes del estómago. Por las noches le ponía debajo de la almohada las hojas y flores del mirto, rojitas como campanitas, que ayudan mucho a las criaturas inquietas que no pueden dormir. Además lo bañaba con mirto y con hojas de lechuga. Pero no se le quitaba el malestar. Por eso le pasé el huevo, le di una buena limpia y, aunque yo no sé de eso, al romperlo en el vaso de agua vi unos hilos y me dije: "pues a lo mejor es aire". Ese niño se la pasa corriendo por las barrancas, saltando en el bosque. El huevo es bueno, porque siempre le quita algo de la enfermedad, algo le saca el huevo durante la limpia.

Pero como no se le quitaba, lo llevé con mi vecina Micaela, "la señora que cura de aire y susto"; así le decimos, porque cura las dos cosas. Ella le dio otra limpia con huevo, bien limpiecito, lo hojeó y rameó todo con ruda a mi niño. Pero pasaron dos días y no terminaba de estar bien. Entonces lo llevé con el médico del centro de salud del pueblo y me dijo que no podía ser aire porque no existe, la enfermedad no es real y son creencias. El niño se había enfermado por comer un alimento en mal estado y de ahí los síntomas. Seguro había comido carne del guiso de la fiesta que hicimos y por eso el dolor de panza y el calor del estómago. Me recetó unos sobres de Riopan y pastillas de Metronidazol. También le di un Alka-seltzer que le compré en la farmacia, porque eso siempre es bueno para el estómago.

Pareció mejorar, pero no se curó del todo. Entonces decidí ir con la curandera Norma, la que vive junto a la primaria; es mi comadre y no me suele cobrar. Ella me dijo que parecía aire, que aquello no era nada de lo que comió; eso era de la barranca, porque el aire da salpullido, calentura y a veces los niños no duermen. Entonces lo volvió a limpiar con huevo; ella usa de gallina negra o de guajolote. Salió una cosa fea, todo revuelto así como hilos blancos o borrones en la clara, que yo vi cuando la curandera lo echó en el vaso y lo puso a contraluz. Entonces me dijo: "Mira, Juana, está clarito: esto es aire, o 'aigre', eso es lo que tiene el niño, lo que pasa es que los médicos no creen y tampoco saben curarlo pero eso no significa que no exista. Como el aire está fuerte, con una sola limpia no lograron sacarlo. Vamos a limpiar a este niño varios días, con estos huevos más fuertes". Y sí, quién sabe qué pasó, pero mi hijo se compuso. A los dos días ya estaba mucho mejor y con la tercera limpia se alivió casi del todo con huevos de gallina negra. Ahora ya está bien, pero le digo que ni de chiste vaya a ir otra vez a correr a la barranca porque ya tuvo a su mamá preocupada, que eso puede ser más grave y capaz que me da un susto este chamaco. Le agradecí a la curandera. Realmente es buena mi comadre. Ya se la recomendé a mi cuñada porque tiene un niño chiquito y esos se enferman aún más.[12]

El itinerario terapéutico, o trayectoria curativa, descrito en el testimonio se configura por cuatro fases de atención. Comienza con el diagnóstico materno que, a partir de tres síntomas (ronchas, calentura y dolor de estómago) define a la enfermedad como empacho o un mal caliente del estómago. La madre brinda remedios de plantas frescas en infusión extraídas de su huerto doméstico (cedrón, malva y mirto). La ineficacia de este tratamiento la conduce a probar otro recurso y limpiar a su hijo con huevo, lo que deriva en un nuevo diagnóstico: aire. La persistencia de la enfermedad implica la búsqueda de una vecina con experiencia terapéutica, que confirma el diagnóstico y repite el tratamiento, añadiendo limpias con ruda. La ausencia de cura lleva a la madre al centro de salud, en donde no se reconoce la enfermedad de aire y se propone un diagnóstico nuevo: infección por comida en mal estado. El médico prescribe un tratamiento farmacológico que la madre acepta y completa con automedicación. Aunque existe algo de mejoría, la mujer decide acudir con una curandera *tepatiqui*, a la que le tiene confianza por ser su comadre. Como existe

12 Juana Velázquez, 45 años, Santa María Tecuanulco, 27/11/2017.

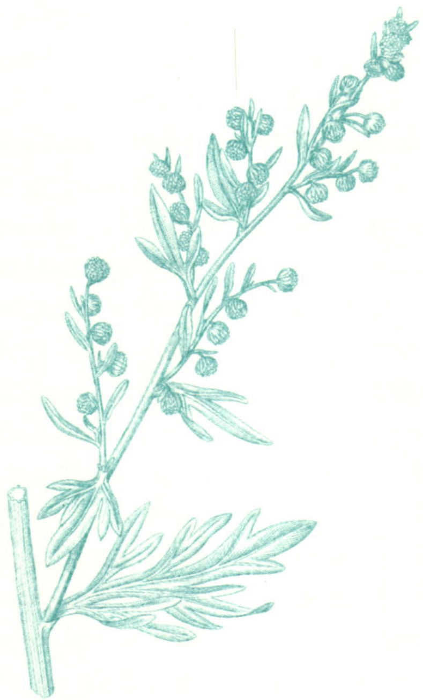

Ajenjo
(*Artemisia absinthium* L.)

una relación interpersonal previa y una ausencia de gasto, ella elige a esta terapeuta. La curandera rechaza el diagnóstico del médico y legitima los de la madre y la vecina, recurriendo a la misma óptica cultural de interpretación de los síntomas. Así, aplica un tratamiento similar pero "más fuerte" que parece brindar éxito finalmente. El episodio de enfermedad concluye con el aprendizaje de la madre respecto a un uso y una lectura de la limpia con huevo que desconocía y que, debido a su mayor eficacia, podrá incorporar a su bagaje de recursos de la medicina doméstica.

El segundo testimonio pertenece a María Arias, una mujer de San Jerónimo Amanalco cuya hija presentaba síntomas desconocidos por la madre que le hicieron iniciar el itinerario terapéutico:

Mi hija Andrea, de ocho años recién cumplidos, se enfermó terrible hace dos semanas. Llegó a casa con calentura y mareos: como que se quería quedar privada. Lo que más me extrañó es que no quería comer, no aceptaba la comida; decía que no, que ya había comido. Eso siempre es cosa de enfermedad. Por la noche tuvo sueños raros y hablaba sobre cosas que veía en otro lugar. Decidí llevarla con el doctor, aunque mi suegra me había dicho que no lo hiciera porque seguramente se trataba de un mal espiritual, porque esta niña va seguido al manantial a jugar o a recoger agua; cualquiera se puede enfermar allá, sobre todo a las doce del día. Yo no toqué a mi hija, no le di nada, es peor meter mano cuando no sabes de qué se trata. Una como mamá puede curar a veces y otras no. Así que la llevé primero al centro de salud.

Ese día el médico no le vio nada a la niña. Me dijo que le iba a inyectar una medicina por la calentura, pero mejor decidí que no; si es enfermedad espiritual, con los inyectables la persona se pone mucho peor y a veces corre el riesgo de morir. Le dije al doctor que tenía que salir y ya no regresé. No compré lo que me recetó, mejor me fui de nuevo con mi suegra. Ella me dijo: "Eso que tiene tu chamaca es de los *ahuaques*, esos dueños del agua del manantial. Los síntomas no pueden ser de otra cosa. La niña seguido va a donde está corriendo el agua y ha dejado de comer por eso mismo. Allá están alimentando a su espíritu, adentro del agua, donde esos seres chiquitos lo retienen. Como le dan de comer, como lo tienen dentro de su pueblo, la niña ya no come acá, con su familia, en su casa; se perdió para nosotros. Los que tienen su espíritu son los dueños del agua. Cuando sueña y habla, dice lo que su espíritu dentro del agua ve, lo que vive allá porque aquí sólo está el cuerpo de la niña. Ella vive porque tiene el alma del corazón, pero su espíritu está dentro del agua en el manantial". Así me explicó mi suegra. Ella sabe bastante de eso porque a una de sus hijas también le pasó de chiquita, y sólo se curó cuando fue con un granicero.

Mi suegra me dijo muy ansiosa: "O llevas a tu hija con uno de esos señores que les cayó el rayo o la vas a perder. La niña se puede morir y no la vas a recuperar. Es carito el trabajo del señor, pero vale la pena porque ni el doctor ni el curandero te van a curar a tu hija, sólo un granicero que sabe platicar con esos *ahuaques* y traer de regreso el espíritu, para que tu niña vuelva a comer bien y deje ese mundo".

Yo estaba desesperada y mi hija muy enferma. Así que fui a buscarlo. El señor es especial, difícil de encontrar y cobra muy caro, pero no hubo otra opción para mi Andrea. Y hay que tener mucha fe, eso también es importante, hay que tener fe en ese señor y en el tratamiento que hace.

> Yo casi termino la universidad, estudié para ser contadora; con ese señor van licenciados o la gente más estudiada del pueblo porque, aunque los doctores digan que no, esto de los *ahuaques* no es creencia sino realidad, y le pasa a cualquiera.[13]

En este caso, el itinerario terapéutico se define por la presencia de tres fases de atención. En un principio, la madre distingue diversos síntomas, ignora el padecimiento de la niña y no se atreve a intervenir con un tratamiento doméstico. La suegra es quien sugiere un diagnóstico, pero la madre prefiere acudir al centro de salud, quizá por la contundencia de la enfermedad. Sin embargo, aunque no interviene directamente como curadora, la madre supervisa el itinerario, rechaza o acepta opciones de atención, y su actuación es decisiva en la selección de diagnósticos y terapéuticas. Ante la opción de aplicarle una inyección a la niña, considerada sumamente caliente por los nahuas y contraindicada en caso de afecciones anímicas, la madre redirige el tratamiento, se rehúsa a la biomedicina y regresa con su suegra. Su experiencia con una enfermedad semejante le otorga autoridad sobre la nuera. A la par, la suegra aprovecha el episodio de enfermedad para instruir a su nuera acerca del significado de los síntomas esgrimidos por la niña y su correcta interpretación. Así se manifesta un proceso de transmisión informal —pues deriva de una contingencia circunstancial— del saber acerca de los *ahuaques:* ausencia de apetito, incorporación del espíritu de la niña al mundo de los dueños del agua; manifestaciones oníricas que revelan lo que la niña ve en el interior del manantial; clarificación, de acuerdo a las concepciones anímicas, del motivo por el que la niña sigue con vida pese a que su espíritu se encuentra apresado; gravedad del padecimiento; exclusividad del terapeuta indicado para hacerse cargo del proceso curativo y el alto costo del tratamiento. La madre, otorgando reconocimiento a

13 María Arias, 32 años, San Jerónimo Amanalco, 23/7/2015.

la especialización y eficacia del granicero, se decide por esta modalidad terapéutica pese al precio elevado de la terapia. El testimonio revela que el grado de escolaridad de la madre no afecta en la elección del terapeuta indígena ni en la aceptación de la existencia de este tipo de padecimientos pese a la negativa de la biomedicina a reconocerlos.

Los dos itinerarios terapéuticos, aunque distintos entre sí, manifiestan aspectos recurrentes en el desarrollo de los procesos curativos presididos por las madres de familia. En todos los casos, ella es quien organiza, dirige y lleva a cabo las acciones y decisiones cuando uno de sus hijos enferma. Los itinerarios se configuran a partir de la identificación de los síntomas, la evolución del padecimiento y las decisiones maternas sobre las opciones médicas y los terapeutas. A menudo, otras mujeres cercanas a la madre inciden en la definición y tratamiento de la enfermedad. A partir del diagnóstico inicial, la afección puede experimentar una reformulación diagnóstica y cambiar de categoría a lo largo del proceso, justificando así la elección entre un tipo u otro de terapeuta. Durante los itinerarios, las madres se encuentran expuestas a un proceso permanente de aprendizaje por el cual incorporan nuevos o más afinados tipos de diagnóstico, mejor comprensión de las enfermedades y formas más eficaces de tratamiento a su dominio de la medicina doméstica, recibiendo el conocimiento de otras mujeres, ya sea de forma intergeneracional o intradoméstica.

En los dos itinerarios, como ocurre en la Sierra cuando se afronta el tratamiento de síndromes de filiación cultural que afectan a los niños, el sistema médico de los centros de salud tiende a ser puntualmente consultado, pero sus diagnósticos se descartan frente a la clasificación nahua de las afecciones anímicas. La madre acude entonces a los terapeutas tradicionales o las vecinas experimentadas. En la medicina doméstica influye la confianza en los terapeutas que son, con frecuencia, personas involucradas en relaciones sociales directas o a través de terceros. Esta relación de cercanía y confianza condiciona gran parte de las decisiones tomadas a lo largo del itinerario terapéutico y justifica la elección de ciertos curadores en vez de otros.

De madres a curanderas

La terapéutica vecinal está vinculada estrechamente con la medicina familiar. En el exterior del grupo familiar, ciertas madres adquieren tal prestigio que se convierten en reconocidas curanderas *amateurs* demandadas por los vecinos. Entre las ventajas de acudir a ellas está el conocimiento cercano de su desempeño, la confianza y afecto por ellas, su reputación moral y, además, el hecho de que sus servicios "resultan económicamente más baratos que llevar al niño al curandero". Las vecinas curanderas van más allá de ejercer la medicina doméstica brindando tratamiento a sus propios hijos o dirigiendo el itinerario terapéutico: otorgan atención a personas ajenas al grupo doméstico y a las redes de parentesco consanguíneo o político. Las vecinas, en tanto terapeutas, son identificadas generalmente con términos como "la señora que cura de susto" o "la mujer que llama los espíritus", haciendo referencia a las enfermedades que tratan o a los procedimientos rituales y terapéuticos que emplean. La biografía de estas mujeres se construye como una trayectoria de aciertos al aplicar tratamientos a distintos familiares; a ellas acuden nuevos pacientes y su práctica es cada vez más reconocida. Mientras ganan fama como terapeutas, su abanico de habilidades y recursos médicos se incrementa preguntando y observando en un proceso de aprendizaje más deliberado y sistemático que el que caracteriza a las madres de familia del pueblo.

Algunas "vecinas curadoras" terminan convirtiéndose en curanderas legitimadas. No obstante, no se trata de un proceso generalizado. El trayecto que lleva a la conversión de ciertas madres experimentadas en terapeutas tradicionales no debería ser pensado como un tránsito entre dos polos opuestos, sino como un verdadero *continuum* en el que existen multitud de grados y niveles intermedios. Al comienzo, en estas mujeres reconocidas por los vecinos, prima el saber y la praxis terapéutica frente a la noción de un don que permita la comunicación con el mundo-otro y las entidades sagradas. Sin embargo, con el desarrollo de su experiencia curativa, algunas de ellas comienzan a esgrimir un don —constatado, en ocasiones, por la narración de un relato iniciático— que legitima a la especialista y marca el tránsito definitivo de madre curadora a terapeuta profesional. Así lo revelan las historias de vida de diversas curanderas serranas acreditadas. Una mujer de San Jerónimo mencionó:

> Hay mujeres que solitas empiezan a curar, así me dijeron de una sobrina que vive atrás de mi casa: "¿Qué crees?", me contó una vecina, "que sabe curar y queda uno bien". Yo le pregunté: "¿Y dónde aprendió?". Me dijo: "Quién sabe, pero le trajeron un niño que tenía calentura y lo empezó a sobar y se curó. Desde entonces la siguen; ahora hasta cobra cien pesos por consulta". Probablemente nació con un don, pero ella misma lo descubrió.[14]

Doña Marta Peralta, curandera *tepatiqui* de Santa Catarina del Monte, refirió cómo su experiencia materna en la crianza de los hijos fue extendiéndose hasta convertirla, primero, en una vecina curadora, y, con el paso de los años, en una terapeuta tradicional reconocida:

> Yo tuve cuatro hijos y, gracias a Dios, siempre pude ocuparme de ellos, criarlos bien y atenderlos cuando se me enfermaron. Hoy son todos fuertes, tienen buena salud. Muy chica comencé a cuidar los animales de la casa, gallinas, pollos y guajolotes; mi mamá me explicó cómo alimentarlos y evitar que se chiquearan, porque esos animalitos son un poco como los niños, y necesitan que uno esté al tanto de ellos y les preste atención. También cuidaba a mis hermanos, los cargaba, les daba de comer y cuidaba que no se metieran al agua. Tenía cinco años y ya cuidaba de ellos, ya sabía cómo hacerle para que estuvieran tranquilos; vigilarlos, un poco como la mamá que los cría. Cuando me casé, con mis hijos se me facilitó todo, porque me acordaba de muchas cosas de cómo cuidaba a mis hermanitos cuando mi mamá me los dejaba encargados y cómo vigilaba yo a los pípilos o crías del guajolote que andaban por el patio.

14 María Durán, 38 años, San Jerónimo Amanalco, 24/8/2013.

Mis hijos son todos diferentes, reaccionan de manera distinta, y una va aprendiendo también. Dos de ellos son muy fuertes, y los otros dos no tanto. Uno era débil de carácter, como que nació sin fuerza, y mi mamá me dijo: "hazle su tecito de siete espinas, búscate siete espinas de diferentes plantas: maguey, nopal, cactus de bolita y verás cómo al ratito su carácter se pone fuerte. Mueles esas plantas, se las das a tomar y verás cómo le transmiten la fuerza al niño, se vuelve bien recio, y hasta peleonero". A los otros también los empecé a aprender a curar, si tenían aire, susto, mal de ojo, empacho, coraje o se les sumía la mollera. Ya me estaba haciendo yo una experta, con tanto que curaba a mis hijitos. Un día hasta pude curar a mi hijo más chico de un susto fuerte, porque un perro le ladró bien feo; hasta pensamos que se podía morir. Parece que la señora de junto se enteró y, unos días después, me trajo a su hijo para que lo tratara. Le dije que fue casualidad que pude curar a mi hijo, pero ella insistió. Su chamaco se había caído de una escalera y se veía espantado, ni pulso tenía. Yo había visto a mi abuelita que, en casos así, usaba clavel o maíz y llamaba a los espíritus del niño, entonces así se me ocurrió hacerle. Gracias a Dios, el niño se compuso. No le cobré nada. Y al día siguiente llegó la señora con dos pollos e insistió en que los aceptara. Los dejé en el corral y al poco tiempo empezaron a procrear. Creo que eso me trajo suerte. O quizá Diosito quiso que así fuera, porque criaron bien esos pollos. A partir de ahí empezó a llegar gente en la mañana o en la tarde y hasta en la noche. Toda la gente me tenía confianza porque soy su vecina y, pues, yo no cobraba como los curanderos caros del pueblo. Como había tenido de niña varios animales, también empecé a curarlos; me trajeron una vez un marranito que tenía quebrada su patita. Le puse caquita del guajolote, se la unté bien como si fuera yeso y encima le amarré tablitas de madera. Anduvo así y como al mes le quitaron las tablitas y podía pisar. Lo mismo hice con un borreguito.

Como venía cada vez más gente, decidí tumbar nuestro temazcal, que había levantado la mamá de mi suegra. Con ayuda de mi marido hicimos uno nuevo y más grande, porque a muchos niños los traían sus

Sauco

(*Sambucus mexicana* C. Presl)

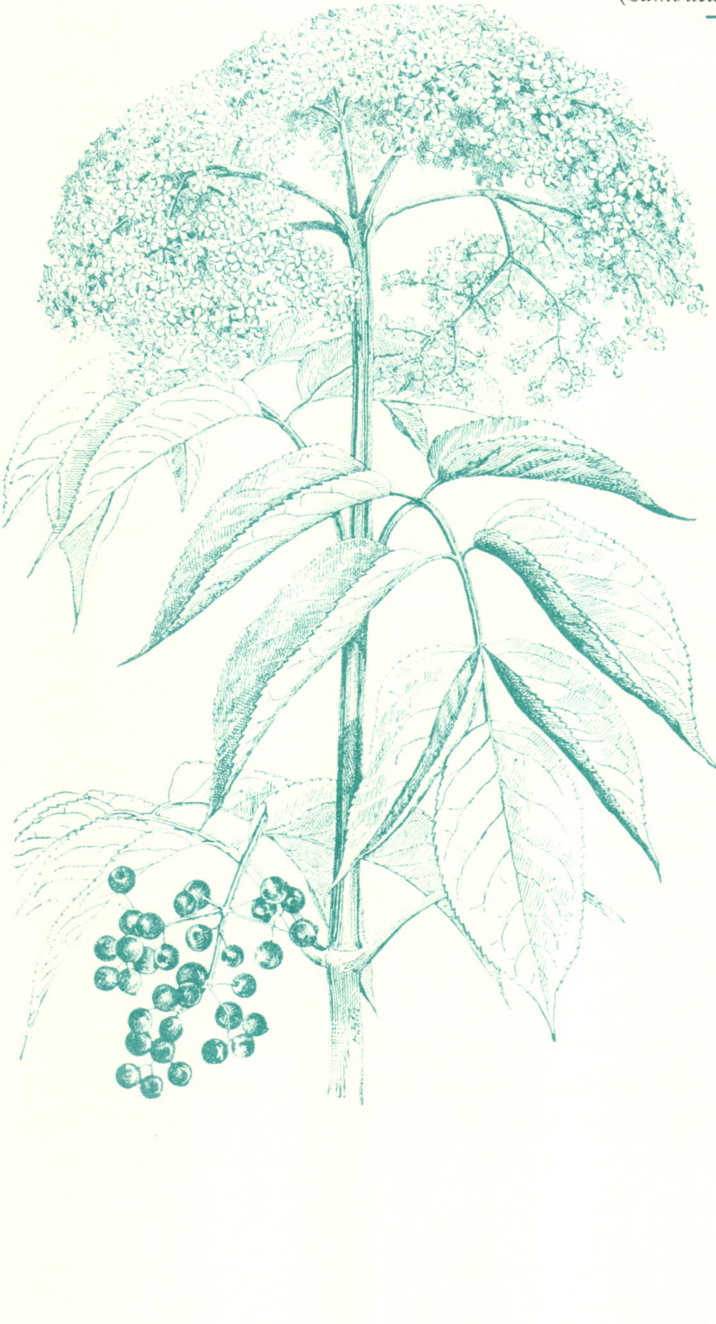

mamás, necesitaban baños calientes y allí se los daba. Fui mejorando. Arreglé uno de los cuartos de la casa para atender a los pacientes. El huertito que yo tenía con hierbas de frío y de calor lo fui ampliando, traía una plantita de allá, otra de acá. Ahora han crecido muchas, algunas nacen solas, no las cultivo, pero esas también sirven. Hay que saber en dónde le gusta crecer a cada una. Cuando voy a recoger una para curar, descubro que solita ha nacido otra plantita que no tenía. Últimamente me tocan la puerta en la mañana, a mediodía, en la noche. Como tengo la rosa blanca, esa flor que es blanca blanca, me buscan para que les comparta.

He ido aprendiendo más métodos para curar, usar bien el maíz para levantar los espíritus, incluso a realizar el muñeco con la ropa del niño, que se lleva adonde se espantó, para traer de regreso su espíritu. Para combatir el mal, para limpiar el aire, cuando es un mal aire muy fuerte, observo y recuerdo. Mi mamá siempre decía que el mal aire es peligroso, que entra a las casas y nos puede enfermar. Decía que el aire no es de Dios, es algo malo. Los malos espíritus son el aire que está con el Diablo. A la casa también le da aire si no barres, si no haces tu aseo; el Diablo o el aire entran y ahí se quedan. Mi mamá decía: "Una casa debe de estar barrida, escombradita, hay que quitar las telarañas. Si nunca las limpias, allí se hayan el Diablo y el aire. Si no quitas esto, el aire se va a apoderar de ti. Tienes que barrer, tienes que tener tu casa limpiecita". Y mi abuelita, cuando daban las siete de la noche, prendía su incienso, su sahumador, y rezaba una oración porque el Malo no debe entrar a la casa. Mi mamá ponía un vaso con agua y florecitas blancas, espejos y agua bendita para evitar las brujas que entran de noche y chupan la sangre de los bebés. Las flores blancas con el agua bendita rechazan el Mal. Así aprendí a proteger la casa, a cerrarla contra los peligros de afuera y, con esos mismos remedios, empecé a hacer mis limpias, curaba a los niños de aire cuando les daba muy fuerte, además del huevo les pasaba incienso, agua bendita, flores blancas y oraciones para expulsarlo.

> En los últimos años, porque desde que curé al hijo de mi vecina han pasado ya dieciocho, me traen niños de otras partes del pueblo e incluso llegan mamás de los pueblos de junto, de Santa María y San Jerónimo. A algunos sí les cobro, porque cuando son enfermedades peligrosas, una también se expone, es arriesgado. A veces tiene que limpiarse una también, o me canso porque en la noche, pues, los tengo que soñar para ver qué es lo que tienen. Yo pienso que Dios me ha ayudado, Él estuvo conmigo desde el principio, porque todo se lo debo a Él, quien me ha dado este trabajo, la licencia para curar.[15]

En alusión a cuatro famosas curanderas indígenas de México, Roberto Campos Navarro explica:

> Una curandera espiritualista […] una curandera generalista especializada en la curación del susto y del empacho […] una curandera chamana […] [y una] curandera partera, hierbera y temazcalera […] fueron o son madres de familia que, primero, ejercieron la curación en el ámbito doméstico. Después vertieron sus saberes, prácticas y experiencias en círculos sociales más amplios que trascendieron sus comunidades de origen al recibir pacientes de distintas localidades cercanas y de otros estados de la República e incluso del extranjero.[16]

Es significativo que, en la Sierra de Texcoco, gran parte de las terapeutas tradicionales sean mujeres. Parteras y curanderas *tepatique* son, casi sin excepción, madres de familia. Únicamente los graniceros son en su mayoría hombres. Es posible que ciertos roles asociados con el género femenino faciliten el tránsito de madres a curanderas, así como los espacios y las actividades económicas y productivas principales

---

15 Marta Peralta, 56 años, Santa Catarina del Monte, 7/6/2017.

16 Roberto Campos Navarro, *Doña Rosita Ascencio, curandera purépecha*. Ciudad de México, Artes de México / Universidad Nacional Autónoma de México (UNAM), 2016a, p. 164.

de las mujeres. Desde pequeñas, las niñas nahuas se encuentran familiarizadas con las labores de crianza: cuidan a hermanos menores y también a los animales domésticos que prosperan en el corral, se ocupan de alimentarlos, supervisarlos, identificar si padecen enfermedades e incluso brindarles tratamiento a sus afecciones con remedios domésticos.[17] Se espera que las mujeres cuiden de manera espontánea y natural, lo que genera una actitud de atención ante las necesidades de los otros. La permanente disposición se dirige a atender las necesidades e intervenir ante los signos de malestar o incomodidad de los seres vivos que las rodean. De adultas, estos cuidados y actitudes son los que brindan a sus propios hijos, aunando crianza y conocimientos médicos. Así, se espera que las mujeres se preocupen por la salud de los miembros del hogar, provean a su familia con un equilibrio adecuado de alimentos fríos y calientes, y traten enfermedades menores. Su rol como curanderas puede verse como una extensión y amplificación del rol que desempeñan idealmente las mujeres.

Las labores femeninas asociadas con el cuidado y la terapéutica no se dirigen únicamente a los miembros de la familia, o en particular a los niños, sino a las propias viviendas. Ellas protegen y sanean los espacios domésticos frente a la intrusión de entidades patógenas, como aires o espíritus dañinos, mediante el acto de barrer, quitar telarañas, sahumar su interior con incienso o plumas de gallina y guajolote. También instalando cactus espinosos y crucifijos junto a las puertas, o colocando espejos, flores blancas, agua bendita y tijeras para evitar la entrada de las brujas *tlahuepochis* que, transformadas en animales, succionan la sangre de los niños. De igual manera, los huertos domésticos, cultivados por las mujeres, actúan como protección para

17 Sobre el cuidado y la curación de las aves de corral, ver un estudio acerca de la relación de las mujeres con el guajolote en David Lorente, "Una etnografía del guajolote: de su crianza humanizada a la personificación ritual en la Sierra de Texcoco", en Anath Ariel de Vidas y Perig Pitrou (coords.), *El guajolote en Mesoamérica: enfoques arqueológicos, históricos y antropológicos.* Ciudad de México, CEMCA, 2020a.

las casas porque albergan numerosas hierbas curativas apotropaicas o de protección, como la ruda o la sábila, tenidas por recursos mágicos para alejar el mal y protegerse de él. Resguardar los espacios domésticos forma parte de los cuidados que las mujeres brindan a la salud de los miembros del hogar.

Las principales actividades económicas femeninas y la habitual permanencia de las mujeres en las viviendas parece incidir en el predominio de curanderas en la Sierra. Mientras los hombres laboran principalmente en el campo o fuera de la comunidad, el ámbito doméstico es el lugar de trabajo de las mujeres. En él preparan la comida, lavan la ropa, cuidan a los hijos, se ocupan de los animales y pueden atender pequeñas tiendas instaladas en la parte frontal de las casas. La permanencia continua en las viviendas permite a las mujeres y curanderas afrontar demandas de atención impredecibles a cualquier hora del día o incluso de la noche, si el caso es grave; disponer de remedios herbolarios sin necesidad de trasladarse, habilitar un cuarto como consultorio y contar con un temazcal propio. Esto les permite combinar sus ocupaciones de género con la terapéutica profesional sin incurrir en el detrimento o descuido de sus actividades femeninas.

En las comunidades serranas, la presencia de mujeres como curanderas tradicionales podría responder a la idoneidad de ciertas prácticas y actitudes asociadas con la definición nahua de la mujer para desempeñar el papel de terapeuta. Estos aspectos, sin embargo, no resultan explícitos cuando se refiere la función de curandero. Cabe destacar que, en la cultura nahua, esta asociación de mujeres y terapeutas es apreciada y pone de manifiesto el alto estatus otorgado a los conocimientos, valores y prácticas vinculadas con el género femenino como responsable de la reproducción, el cuidado y la perpetuación de la vida.

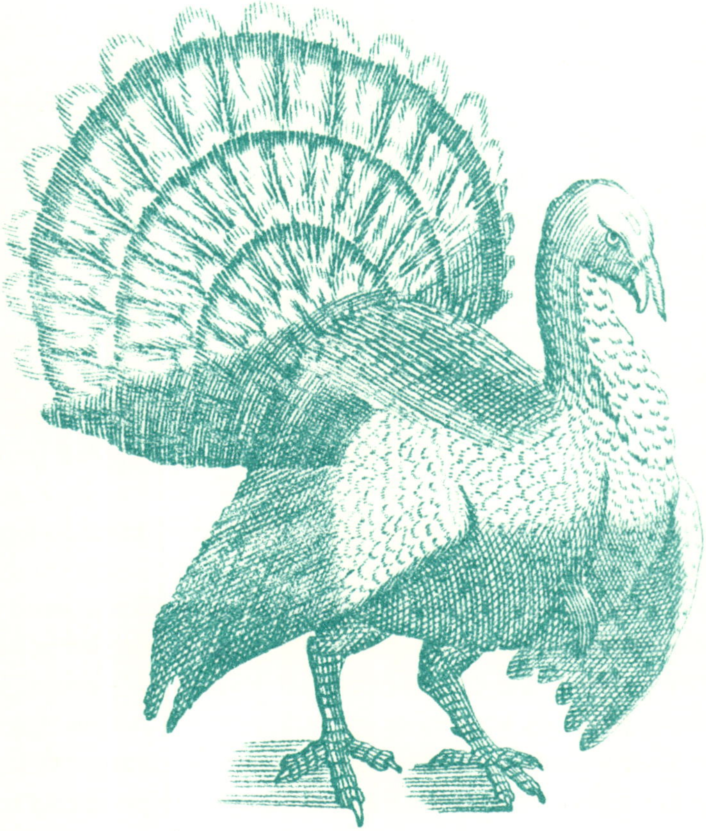

Guajolote

(Meleagris gallopavo)

Enfermedades culturales infantiles

Entre las afecciones infantiles más comunes, los nahuas destacan cinco enfermedades espirituales o vinculadas con la dimensión anímica de la persona: *apanhuetzi* o caída de mollera; *tulixihuitl* o tiricia; mal de ojo y *xoxal*; agresiones de *tlahuepochis*, brujas que chupan sangre, y males de los *ahuaques*, dueños del agua. Al considerarse síndromes de filiación cultural, la terapéutica de estas afecciones es exclusiva de los especialistas tradicionales. Los médicos de los centros locales de salud no reconocen este tipo de padecimientos y desacreditan su existencia porque resultan ajenos a los fundamentos de la biomedicina. Aunque es difícil establecer la ascendencia precisa de estas patologías, si son de origen mesoamericano o influidas por concepciones y prácticas europeas, hoy se rigen por lógicas culturales indígenas como las nociones acerca del cuerpo y la persona. Entre los nahuas de Texcoco, estos padecimientos adoptan particularidades que revelan una idiosincrasia propia, pese a tratarse de afecciones también presentes en otras regiones de México y Mesoamérica.

Apanhuetzi: caída de mollera

Este padecimiento es propio de los infantes y se asocia con la fragilidad de su complexión y con el estado tierno y vulnerable de la fontanela o mollera.[1] Desde el nacimiento de la criatura *(piltziquitl)* hasta los dos años *(conetl)*, el cuerpo se considera blando y acuoso. Uno de los lugares donde se aprecia más la presencia de agua es la cabeza. La caída de mollera consiste en que el área membranosa sin osificar, localizada en la región central-delantera del cráneo *(apan)*, se hunda con respecto a la superficie circundante y simultáneamente desciende el velo del paladar *(quiquetol)*.[2] Esta enfermedad es causada por movimientos bruscos y rápidos, caídas, resbalones, golpes o accidentes:

1 Pese a considerarse principalmente una afección infantil, en la Sierra se asume que en ocasiones los adultos también pueden sufrir "caída de mollera". Una partera explicó: "A los señores grandes les tengo que subir su mollera. Toman bastante pulque o alcohol y se les anda cayendo; después no pueden comer ni respirar. Y no es como con las criaturas que se curan con una sola vez que los trates. A la gente grande le tengo que repetir la operación más veces: pongo grasa en mi dedo índice y les aprieto el paladar; me lo muerden porque les duele bastante. Se lo subo, pero no les chupo ni jalo la mollera con la boca. Curo parejo a abuelitos, hombres, señoras" (Jerónima Peralta, 65 años, Santa Catarina del Monte, 19/10/2018).

2 La caída de mollera constituye un síndrome de filiación cultural difundido hoy en día entre la población mexicana de Estados Unidos y México, así como en países centroamericanos, desde Guatemala a Nicaragua (Carlos Zolla, Sofía del Bosque, Virginia Mellado, *et al.*, *op. cit.*, 1992, "Medicina tradicional y enfermedad", en Roberto Campos Navarro (comp.), *La Antropología médica en México*. México, Instituto Mora / Universidad Autónoma Metropolitana (UAM); Carlos Zolla y Arturo Argueta, *Biblioteca de la medicina tradicional mexicana*. México, Instituto Nacional Indigenista (INI), 1994, pp. 240-244). Diversos autores, basándose en fuentes históricas coloniales y material etnográfico, consideran que se trata de una afección cultural dependiente de la lógica que sustenta la medicina tradicional mesoamericana, en la que intervienen principios somáticos y psicológicos, e irreductible por tanto a la lógica de la biomedicina académica occidental (López Austin, *op. cit.*, 1996 I; Alessandro Lupo, "Apostillas sobre las transformaciones de la medicina tradicional en México", en Alessandro Lupo y Alfredo López Austin (eds.), *La cultura plural. Reflexiones sobre diálogo y silencios en Mesoamérica (Homenaje a Italo Signorini)*. Ciudad de México, UNAM, 1998, pp. 221-255).

> A los niños pequeños no se les debe levantar. Deben permanecer acostados porque su mollerita se cierra hasta los ocho meses. Hasta entonces no los deben bailar. Pero hoy, desde que nacen, los agitan, mueven y sacuden. Entonces a la criatura se le baja la mollerita, le da catarro, tiene las narices tapadas del agua que baja de su cabecita y no respira bien. También el paladar baja y le afecta a la garganta, por eso come con dificultad.[3]

La madre de familia es quien repara en la afección. Para diagnosticarla, además de observar los signos físicos, atiende a otros síntomas psicológicos y orgánicos: abulia, desgana, intranquilidad, llanto continuo, diarrea, en ocasiones vómito, palidez o falta de apetito. Los síntomas o las conductas asociadas con esta patología son indicios para entender cómo afecta al organismo.

La caída de mollera es considerada, primero, como una afección material por su etiología naturalista o mecánica y sus efectos orgánicos en el cuerpo del niño. Además de afectar a la fontanela y al paladar, el equilibrio térmico del organismo se altera: la mollera sumida se enfría y, en consecuencia, también la cabeza, zona caliente por antonomasia. Esto produce un desajuste de la temperatura intracorpórea a medida que el frío desciende, causando el mal funcionamiento de los órganos calientes, estómago e intestinos, y la desestabilización de las funciones corporales asociadas: digestión y excreción. La calentura, palidez, vómito y diarrea pueden considerarse resultado del enfriamiento del cuerpo del niño e interpretados como padecimientos secundarios. No obstante, la caída de mollera involucra también una dimensión espiritual o anímica, pues genera trastornos asociados con el sistema alma-espíritus. Los nahuas explican que el desplazamiento de la fontanela afecta a ciertas regiones de la cabeza consideradas como residencia de varios espíritus que alberga el organismo. El efecto sobre los espíritus genera desórdenes en el circuito anímico

---

3 Porfiria Espinosa, 64 años, San Jerónimo Amanalco, 24/8/2013.

responsable del correcto desempeño afectivo-emocional del niño: desgana, abulia, tristeza o inquietud. De esta forma, en la Sierra, los efectos de la caída de mollera se equiparan en ocasiones a los del susto, padecimiento que atañe al sistema anímico.

En su dimensión de afección material, la terapia de la caída de mollera es de tipo mecánico. La madre limpia con agua la fontanela del niño y, tras rociarla con azúcar, succiona directamente con la boca o interponiendo un huevo para lograr subir la mollera. A su vez, presiona el paladar del niño con el dedo para ayudar a elevarla. Finalmente, voltea al infante y, sosteniéndolo de los tobillos, lo sacude suavemente.[4]

> Cuando a mis hijos se les sumía su mollerita, les chupaba con agua pero no fuerte porque hay que saber cómo hacerlo, despacito. Se le echa azuquitar en la cabeza y succionas con la boca. Entonces se sube y, mientras, le sobas con el dedo el paladar hacia arriba, porque se le cayó con la mollerita. Luego se sacude al niño boca abajo con cuidado para que ésta vuelva a quedar en su lugar. El bebé debe permanecer dos semanas acostado sin levantarlo. Así no se le baja más.[5]

El primer tratamiento corre a cargo de la madre, que atiende al infante en casa o, si excede sus competencias, acude con una vecina experimentada. En casos de mayor gravedad, la madre recurre a una partera-curandera acreditada en brindar tratamiento a esta enfermedad, o a una curandera *tepatiqui* especializada en pediatría, a la que se

4 En otras regiones de tradición nahua, como Hidalgotitlán o los Tuxtlas, en Veracruz, esta operación se efectúa sobre un recipiente lleno de agua (María Eugenia Módena, *Madres, médicos y curadores: diferencia cultural e identidad ideológica*. Ciudad de México, Centro de Investigaciones y Estudios Superiores en Antropología Social (CIESAS), 1990, p. 191; Marcela Olavarrieta, *Magia en los Tuxtlas, Veracruz*. Ciudad de México, INI, 1997, p. 105).

5 Gregoria Durán, 58 años, San Jerónimo Amanalco, 24/8/2013.

atribuye una pericia comprobada. El itinerario terapéutico varía dependiendo del agravamiento de la enfermedad, los recursos disponibles y las decisiones de la madre. El tratamiento de las parteras transcurre del siguiente modo:

> Para acomodar la mollerita, me pongo agua en la boca con una pizca de sal. Tomo al bebé y le chupo tres veces su cabecita despacito, porque si se hace fuerte, se rompe. Meto el dedo con grasita en el paladar y lo empujo tres veces. El bebé suspira fuerte porque ya se le subió la mollera. Su gripa era porque estaba enfermo de su cabecita, porque el líquido que le caía era de allá. Su cuerpo se congestiona mucho. Si no se cura, todo el tiempo va a estar mocoso, no podrá tragar ni respirar. Pero para curarlo necesito que venga la mamá, porque la abuelita no es igual. Es importante que la mamá lo autorice. Le aviso: "Fíjate, no voy a lastimarlo. Le voy a poner grasa al dedo y le voy a subir la mollera para que pueda respirar. Tu bebé va a estar bien". Con un día que me lo traiga, se lo curo. Diario sano bebés. La mollerita se les cae porque los andan moviendo y los zangolotean. A veces ocurre que se asustan, entonces por eso se cae la mollera de los bebecitos.[6]

A la manipulación física se le suman estrategias de carácter térmico para restaurar la temperatura perdida tanto en la cabeza del niño como en el resto del organismo. Se arropa al infante con un rebozo para que sude copiosamente y se le prescribe la ingestión, durante varios días, de tisanas de plantas calientes cultivadas en el huerto doméstico: manzanilla, cedrón, estafiate, tejocote, Santa María, tepozán, romero, capulín. Las tisanas responden a varios propósitos: elevan el calor del cuerpo propiciando la recuperación de los órganos con enfriamiento y restituyen las funciones del estómago y de los intestinos, deteniendo la diarrea y el vómito. De igual manera, calientan el sistema

6 Jerónima Peralta, 65 años, Santa Catarina del Monte, 19/10/2018.

anímico eliminando la palidez y la abulia atribuidas a la falta de riego anímico-sanguíneo. Finalmente, las tisanas contribuyen a rehidratar al niño que ha perdido líquido del cráneo por la secreción nasal.

En casos de gravedad, los efectos de la caída de mollera trascienden los trastornos físicos: afectan al sistema anímico y desencadenan severas consecuencias en el complejo alma-corazón. También sucede que la caída de mollera se diagnostique como resultado de que el infante haya padecido un susto. En tales ocasiones, la manipulación de la fontanela y las modalidades del tratamiento del espanto se integran en un mismo proceso terapéutico. La partera o curandera *tepatiqui* recurre al agua de espíritus de tomar o de untar, efectúa la llamada de los espíritus del niño por el nombre del santoral o coloca granos de maíz en los pulsos y coyunturas del infante para propiciar su retorno mientras sube la mollera con las técnicas referidas. La fontanela es reubicada al tiempo que los espíritus regresan para ser restituidos en la cabeza del niño.[7]

La caída de mollera no suele constituir un padecimiento aislado, pues a menudo se inscribe en un cuadro nosológico complejo donde intervienen diversas afecciones. Un caso registrado en Santa María Tecuanulco lo ilustra bien:

> Mi hijo se espantó al caer de su andadera y en pocos días empezó a enflacar y a ponerse amarillo, tenía ojeras negras y no quería comer. Lo llevé con una curandera del pueblo que vive junto a la iglesia y cura de espanto a las criaturas. Ella hizo varias curas en una: primero le gritó al niño por su nombre en la muñeca y el codo llamando a los

7 Entre los purépechas de Michoacán, Roberto Campos ha señalado que "el susto en los niños se acompaña de un cuadro clínico semejante al de la caída de mollera", pues ésta "no sólo se refiere a un quebranto del equilibrio mecánico del cuerpo o una dislocación de órganos internos, sino que está asociada directamente con la concepción indígena de una sensible y móvil entidad anímica ubicada en la mollera" (*Doña Rosita Ascencio, curandera purépecha*. Ciudad de México, Artes de México / Universidad Nacional Autónoma de México (UNAM), 2016a, pp. 130, 142).

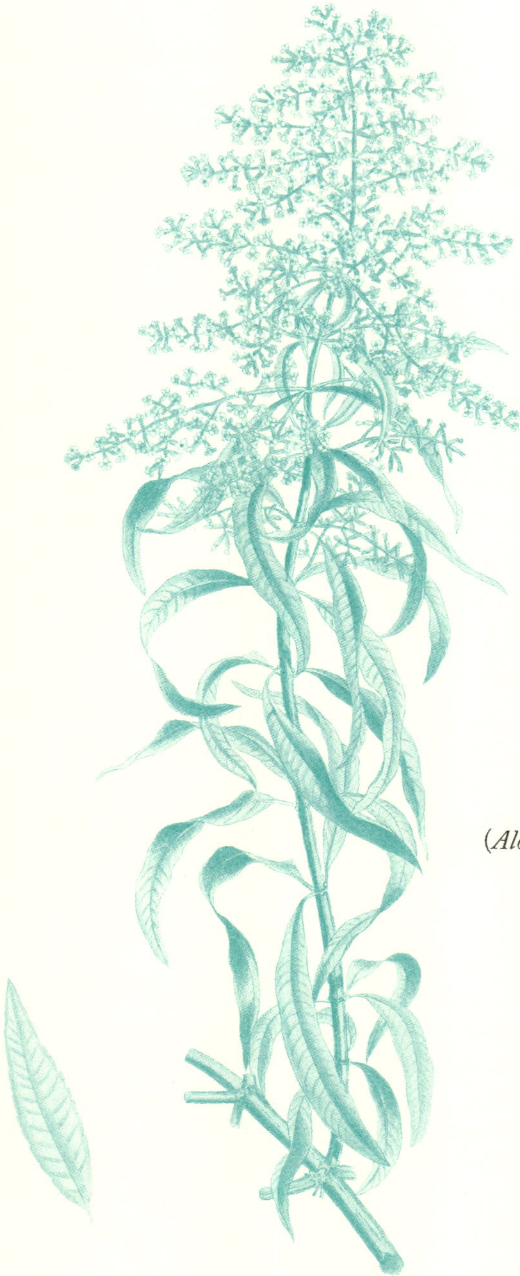

Cedrón

(*Aloysia triphylla* Britton)

> espíritus. Luego introdujo en su colita ocho bolitas de jabón Tepeyac hechas con sus manos. Al final mojó la mollera de mi niño con agua y chupó con la boca para subirla. En poco tiempo mi hijo botó las bolitas y con ellas el mal. Pensé que alguna cosa mala habría agarrado. Mi hijo sanó a los pocos días y volvió a comer.[8]

La caída de mollera puede inscribirse así en un amplio tratamiento en el que el recurso destinado a tratar el susto (llamar a los espíritus-pulsos) se combina con la aplicación de supositorios de jabón para enderezar el extremo caído del intestino, consecuencia del susto,[9] y concluye con la subida de la mollera. No obstante, el testimonio revela la presencia de otro agente patógeno o afección en el mismo cuadro de enfermedad. Cierto mal —probablemente un mal aire— se le había introducido al infante y fue desalojado con la terapia. Un tratamiento integral y diversificado persigue la cura de posibles patologías asociadas en el mismo cuadro sintomatológico y clínico.

En ciertos casos, la madre, sin identificar claramente el padecimiento del niño, acude con el personal y los doctores del centro de salud, donde la caída de mollera es descrita y clasificada como uno de sus síntomas: la deshidratación. El tratamiento incluye la aplicación oral o en inyecciones de diferentes tipos de sueros glucosalinos y glucobicarbonatados. No obstante, a escondidas de los médicos, las enfermeras locales reconocen, en los propios términos culturales de

---

8 Andrea Durán, 43 años, Santa María Tecuanulco, 2/6/2003.

9 Es común que, en ocasiones, entre los efectos orgánicos atribuidos al susto se encuentre la "caída" de vísceras, que el terapeuta procede a "subir" mediante supositorios (Italo Signorini y Alessandro Lupo, *Los tres ejes de la vida: almas, cuerpo, enfermedad entre los nahuas de la Sierra de Puebla*. Xalapa, Universidad Veracruzana, 1989, pp. 119-132). En Cuetzalan, anota Antonella Fagetti, los curanderos tratan con pelotillas de hierbas el "susto de cagalar", que "sobreviene cuando alguien se asusta y se golpea, porque el recto se sale, se hincha, se inflama y a veces la tripa se cuelga y sangra" (Antonella Fagetti, *op. cit.*, 2004, pp. 127-128).

sus vecinos, la naturaleza del padecimiento y aconsejan a las madres ciertos remedios como el uso de agua de espíritus.

Tulixihuitl: tiricia

La tiricia se concibe como un trastorno infantil que afecta los sentimientos, los afectos y el tono emocional del infante. Poco documentada en la literatura antropológica, sólo existen referencias dispersas. En este sentido, el estudio etnográfico en Texcoco contribuye a llenar este vacío. En la Sierra, la tiricia o "enfermedad de la tristeza" constituye una afección ampliamente extendida: uno de cada tres adultos refiere haberla padecido de niño. Los nahuas ofrecen una compleja elaboración conceptual de la enfermedad y dedican a su tratamiento una interesante terapéutica en distintas fases.

La tiricia la diagnostican las madres de familia al apreciar que su hijo comienza a "tristear", a mostrar debilitamiento de la voluntad y un estado general de desánimo: se encuentra desganado y apático. No obstante, puede suceder lo contrario: el niño padece trastornos emocionales bruscos que lo hacen pasar de la quietud al enojo. Se considera que su interioridad anímica está debilitada, exangüe. Existen también rasgos físicos distintivos: el infante presenta la piel con una tonalidad pálida o lívida y, en el rostro, la boca, nariz y ojos están sensiblemente hundidos. La tiricia afecta a niños de uno a diez años, de *conetl* a *piltonconetl* y *zuzuhuato*. La biomedicina no reconoce esta afección, a la que los nahuas, sin embargo, atribuyen considerable gravedad.

La etiología de la tiricia se atribuye al desplazamiento de la atención o afecto de los padres de un hijo a otro, la pérdida de un ser querido[10] o al haber dejado en soledad al infante. Otras causas pueden ser

10 En una de las pocas referencias a la tiricia existentes en la literatura antropológica, Bernardo Baytelman registró en Cuernavaca, Morelos, el caso de una mujer que "se tirició" al quedar huérfana. Ella definió la tiricia como "mal de corazón, cuando

la nutrición deficitaria o que el niño no haya podido comer algún alimento deseado:

> Mi mamá decía que los niños se ponen tristes y se chiquean al dejarlos solitos. Y es que mi hijo de chiquito se enfermaba bien harto. Mi suegra decía: "¡Ay, lástima de niño! ¡Ni color tiene, todo pálido!". No quería comer, se chiqueaba, lloraba, de todo se enojaba. Y cuando lo llevaba al doctor: "No tiene nada el bebé, está mal alimentado". El médico no sabe. ¡Si no quiere comer! Decía mi mamá que por no atender la tiricia de algunas niñas, al crecer, se vuelven señoras bien enojonas, de mal carácter. O, por no tratarla, incluso se llegan a morir. Pero si se les atiende y se les llama la atención, se componen.[11]

La tristeza y el retraimiento causan un déficit energético en el sistema del alma-corazón del niño, plasmado en la ralentización del latido, el torrente sanguíneo y las conexiones anímicas. Los nahuas indican que, como las emociones y sentimientos se generan en el corazón, los efectos derivados de la tristeza se traducen en un comportamiento semejante al de una persona provista de corazón débil. La conexión que la fisiología nahua establece entre corazón y cabeza conlleva a que este mal emocional perjudique a las funciones cerebrales, la razón, la mente, desencadenando una verdadera depresión o decaimiento psicológico en términos nahuas. A su vez, la pérdida de fuerza anímica provoca un grave enfriamiento del cuerpo, pues la tristeza es un estado frío que "apaga" el corazón y la sangre difundiendo energías anticalóricas y mitigadoras de vida en el organismo. Al niño lo domina la pérdida de vitalidad y calor. La tiricia articula lo espiritual con

hay tristeza". El tratamiento incluyó tres baños "de la cintura para abajo" seguidos por lavados de cabeza y la ingestión de vasos de leche de burra, además de tirar, en el curso de una corriente de agua, los pétalos de una flor deshojada (*Acerca de las plantas y curanderos: Etnobotánica y antropología médica en el estado de Morelos*. Ciudad de México, Instituto Nacional de Antropología e Historia (INAH), 1993, p. 352).

11 Porfiria Espinosa, 64 años, San Jerónimo Amanalco, 24/8/2013.

lo físico. El tratamiento se efectúa en el ámbito doméstico y no se requiere de un especialista ritual. En ciertos casos, cuando la madre no logra diagnosticar la afección y acude con la partera, ésta le asesora acerca de cómo proceder al respecto en cada una de las etapas, o llega a intervenir directamente. La terapia inicia con una limpia-diagnóstico realizada por los padres en el solar de la vivienda:

> Para que se le quitara la tiricia, mi mamá llevaba al niño en medio del terreno de la casa. Trataba de protegerle sus ojos y carita y lo llenaba todo de ceniza: le echaba en la cabeza y el cuerpecito. Después ponía agua, lo bañaba y le quitaba la ceniza. Y es cierto que, cuando se bañan los niños que tienen tiricia, el cabello les huele mal, el agua está babosa: eso es la tiricia. Se sabe que tienen la enfermedad.[12]

La madre debe iniciar la búsqueda de la "madrina de tiricia", agente central del tratamiento, cuya naturaleza se considera fundamental para lograr la curación. Con eufemismos, los serranos sugieren que se debe buscar a una mujer "peculiar". Explicó una señora:

> Se busca a una mujer que ande con varios hombres... o a una prostituta del pueblo. Yo me acuerdo que cuando me dio tiricia de niña mi madrina fue la amante de un señor, y se me quitó la tiricia. Aquí en el pueblo estaba una señora, doña Martha, que andaba de canija. Cuando se enfermaban los niños, decían: "Díganle a doña Martha que vaya por la tiricia". ¡Y tuvo muchos ahijados![13]

Se la requiere en madrinazgo mediante la entrega de un canasto cargado de alimentos, como sucede con otros padrinazgos del niño establecidos por los padres a lo largo del ciclo vital.[14] El procedimiento

---

12 María Durán, 38 años, San Jerónimo Amanalco, 24/8/2013.

13 *Ídem.*

14 Entre los diferentes tipos de compadrazgo documentados por Nutini y Bell

demuestra que las relaciones sociales pueden revestir una dimensión terapéutica. De acuerdo con los nahuas, la eficacia curativa reside en la condición térmica de la madrina.[15] Debido a su ocupación, se considera que las adúlteras y prostitutas acumulan en su cuerpo un exceso anormal de calor, más que las embarazadas y otras personas sometidas a procesos transitorios de acumulación térmica, como borrachos o trabajadores habituados al ejercicio físico. La prostituta desarrolla, por su constante actividad, una naturaleza anímica extraordinariamente caliente, un alma-corazón y una configuración de espíritus "fuerte". En otras circunstancias, la premisa prescribe alejar al niño de estas personas, pues se les considera en extremo patógenas (agentes potenciales de mal de ojo). No obstante, en el tratamiento de la tiricia la exposición a la mujer es deliberadamente buscada, y su fuerza, gracias a la relación de madrinazgo, "domesticada". Puede transmitírsela espiritualmente al niño y hacerlo partícipe de este exceso térmico que recarga, como por transfusión, su circuito anímico interno.[16]

---

en la vecina Tlaxcala, destaca uno que bien se podría poner en relación con el caso de la tiricia: el "compadrazgo de limpia" (*Parentesco ritual. Estructura y evolución histórica del sistema de compadrazgo en la Tlaxcala rural.* Ciudad de México, Fondo de Cultura Económica (FCE), 1989, pp. 152-159).

15 Explica López Austin que, en la época prehispánica, ciertas personas que acumulaban un exceso anormal de calor en su cuerpo, y por ende un *tonalli* o entidad anímica fuerte, podían enfermar a otras produciéndoles mal de ojo. En esta categoría entraban precisamente adúlteros, prostitutas, borrachos, ladrones y jugadores, que se consideraba podían dañar al cónyuge, los niños y las embarazadas, así como a los animales y cosas (Alfredo López Austin, *op. cit.*, 1996 I, p. 300).

16 Esta lógica de transfusión de "fuerza" o cualidades anímicas de un sujeto a otro con propósitos terapéuticos, que evidencia el tratamiento de la tiricia, pareciera constituir un principio curativo más general entre los nahuas, asociado con la concepción de la persona. Así, en Atla, Sierra Norte de Puebla, los padrinos de bautizo celebran una fiesta llamada *pakilistli*, cuya "ceremonia central consiste en el baile que los padrinos hacen alrededor del lugar preciso en donde se enterró la placenta [y el cordón umbilical] del niño, cargándolo a fin de que 'crezca fuerte y

El primer cometido de la madrina consiste en procurarle al niño un baño ritual, que se repite en cuatro ocasiones. En casos de excepcional gravedad, el baño puede ser realizado por una partera:

> Vienen las mamás: "Ande, señora, báñemelo. Usted es partera y mi niño está grave". Entonces pongo a cocer una serie de hierbas: Santa María, ruda, mirto, jarilla, cedrón, tepozán y, ya que hirvió, añado cáscaras de naranja y de plátano. El baño se hace a las doce del día, cuando el Sol está arriba sobre la cabeza y da más calor y energía: es Jesucristo que nos mira desde el Cielo. Entonces pongo al niño boca arriba y lo lavo cuatro veces. Yo conozco hartos niños que ahora están grandes, de chiquitos los bañé de tiricia porque se venían muriendo.[17]

Los dos baños rituales —con ceniza del fogón y el de la cocción de plantas— se consideran calientes y buscan comenzar a paliar la frialdad de la tristeza *(tlacolli)* que afecta al corazón y al sistema anímico del niño enfermo. Después del baño, la madrina guía las siguientes fases del proceso terapéutico:

> Esa señora que es madre soltera o tiene muchos amantes debe acompañar al niño a comprar su ropa. El niño tiene que vestir de rojo: playera roja, pantalón rojo, zapatos rojos, calcetas rojas, todo rojo. Y fíjese que, cuando los llevan de compras, lo primero que escogen ellos son las prendas bien coloradotas. Póngale todos los colores y el niño lo escoge: el rojo. Su conducta es así. Luego, vestidito, tiene que ir a la iglesia a oír misa en cuatro ocasiones, de preferencia misa de difuntos porque es más fuerte. El padrecito va a bendecirlo con agua bendita y ponerle un listoncito rojo en la muñeca. Es como si la ropita roja se completara con la bendición, la misa y el listón.[18]

---

sano'" (José de Jesús Montoya Briones, *Atla. Etnografía de un pueblo náhuatl.* México, INAH, 1964, p. 99).

17 Partera Felipa Juárez, 70 años, San Jerónimo Amanalco, 18/11/2014.

18 Partera Jerónima Peralta, 65 años, Santa Catarina del Monte, 22/11/2014.

Los nahuas consideran que el color rojo es de naturaleza caliente y, dispuesto sobre la piel, alienta el latido del corazón y logra que los espíritus de las coyunturas vuelvan a palpitar con fuerza, recobrándose del frío atribuido a la tristeza de la tiricia. Para curar la afección se calienta el cuerpo vistiendo al niño de rojo en un potente simbolismo para los cánones cromáticos de los nahuas.[19] El rojo actúa por contigüidad y transferencia. La terapéutica recurre a la estrecha identificación que los indígenas establecen entre la ropa y la piel. La tela de los vestidos *(tzotzomahtli)* —y en realidad toda la ropa— se identifica a menudo con la epidermis humana *(yehuayo)* y viceversa: la piel es pensada como una ropa.[20] Vestir al niño de rojo implica dotarlo de

19 El rojo, dirigido a tratar otras afecciones, ha sido registrado entre los nahuas de Morelos y Puebla. En Hueyapan, para curar el sarampión, al niño "se le coloca, en una bolsita roja, barbas de cabra o de chivo y se le cuelga al cuello al mismo tiempo que se le viste de rojo" (Laurencia Álvarez Heydenreich, *La enfermedad y la cosmovisión en Hueyapan, Morelos.* México, INI, 1987, p. 163). En la Sierra Norte de Puebla, "el remedio principal contra la anemia [...] son las hojas de *mazanenepil*, cuya tisana, de un rojo escarlata, se piensa que puede remediar la extenuación y la palidez causadas por la pérdida de color y sustancia de la sangre. En el *topitz* (incordio), una dolorosa hinchazón de origen infeccioso de las glándulas linfáticas inguinales e interpretado como enfermedad 'fría', la cura [...] consiste, en efecto, en calentar siete (número cósmicamente perfecto) olotes de la variedad roja (rojo = calor) y hacer que el paciente refriegue sobre ellos el pie para que a través de las venas el calor elimine la tumefacción" (Signorini y Lupo, *op. cit.*, 1989, pp. 35-36).

20 En la Sierra, el caso paradigmático es el muñeco-recipiente que, como se vio, se confecciona con la ropa de un enfermo grave de susto para albergar el espíritu desde el lugar donde fue hallado hasta la casa del paciente. Durante el traslado este muñeco de tela toma el lugar del cuerpo humano —o vestido— donde el espíritu se impregna y alberga. Esta dimensión del cuerpo nahua concebido como vestido parece corresponderse con la noción corporal de otros grupos mesoamericanos, como los otomíes, para quienes, según documenta Galinier, "lo importante es la esencia y la forma del cuerpo, no su substancia. Es más fácil entender[lo] si guardamos en la mente el hecho de que los otomíes piensan en términos de 'pieles' o de 'envolturas' cargadas de energía, y no de carne y de órganos vitales. Curiosamente, los otomíes no se interesan mucho en la interioridad del cuerpo, quiero decir en los

una cápsula térmica o segunda piel estuosa, sumamente caliente, que cubre como un guante al organismo con su calor: se emplea un recurso mecánico acorde con la concepción térmica del color. La tela actúa sobre los espíritus-pulsos: aumenta su ritmo, impulsa el flujo sanguíneo e incentiva un latido poderoso en el alma-corazón. La misa, especialmente de difuntos, y la bendición del cura incrementan la energía calórica transmitida por el color rojo y la madrina.[21]

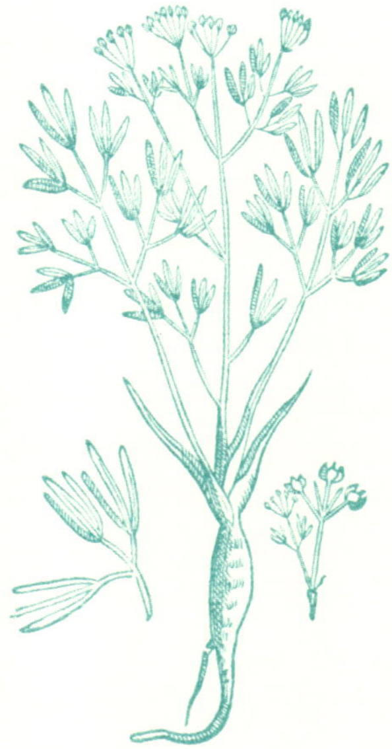

Romero

(*Rosmarinus officinalis* L.)

El tratamiento finaliza en la casa del niño. Al centro de una habitación, sentado sobre un petate junto a una canasta de frutas y dulces, el enfermo es rodeado por los hijos de los vecinos:

> Conseguí a todos los niños de la calle:
> vinieron y se sentaron alrededor del petate; mi hijo quedó en medio. Su madrina le dijo: "Ahora vas a repartir". Miré a mi hijo muy egoísta, no quería hacerlo. Su madrina insistió. Entonces mi hijo fue con la

órganos que lo componen. Focalizan su atención sobre un punto crucial: cómo actuar sobre la piel". (Jacques Galinier, "Teoría del aparato psíquico y teoría del poder en la praxis chamánica. Esbozos de la doctrina otomí", en Guilhem Olivier (coord.), *Símbolos de poder en Mesoamérica*. Ciudad de México, UNAM, 2008, p. 101).

21 Los nahuas de la Sierra Norte de Puebla atribuyen a las oraciones católicas "una 'fuerza' específica, variable según el texto mismo de la oración, que se expresa simbólicamente en términos de 'calor'. Es decir, hay oraciones más o menos 'calientes', o lo que es lo mismo, 'fuertes', que atendiendo a esta propiedad se dosifican de manera desigual [...]. Es el caso del Credo, que al ser la enunciación de los fundamentos de la fe católica, casi la quintaesencia destilada de la misma, se considera que encierra en sí misma más 'fuerza' (y, por consiguiente, 'calor') que cualquier otra oración" (Signorini y Lupo, *op. cit.*, 1989, pp. 189-190).

> canasta a darle dulces a cada niño y guardó el resto para él. Los niños sabían que iban a agarrar lo que quedaba en la canasta para echárselo a mi hijo en la cabeza. Empezaron a hacerlo, aventándole como el arroz cuando se casan. También confeti. Mi hijo, bien enojado, decía: "¿Por qué me están pegando?". Recogieron los dulces y los volvieron a echar a la canasta. ¡Y mi hijo ya les repartía a los otros niños con más gusto, bien contento! Se emocionaba, se animaba, liberaba su coraje. La madrina terminó la ceremonia. Los niños se llevaron lo que agarraron y toda la canasta se quedó para mi hijo. Afuera tronaron un cohete. Entonces mi comadre me dio la última instrucción: "En la noche pones a remojar pétalos de rosas o claveles rojos en agua y lo bañas". Cuando le echaba el agua, los pétalos le cosquilleaban. Eso también le ayudó.[22]

El tratamiento busca abrir la atención del niño a la presencia de los demás y a la necesidad de interactuar adecuadamente con los otros fomentando el acto de compartir, evitando el aislamiento y la introspección. De ahí la noción de que, "por no atender la tiricia de algunas niñas, al crecer, se vuelven señoras bien enojonas, de mal carácter". La terapéutica orienta al niño en su correcta socialización como persona nahua, dirigiendo su carácter hacia el desarrollo de las relaciones sociales y educándolo en la interacción con otras personas. El caso de la tiricia revela un aspecto particular de la medicina nahua: terapéutica y aprendizaje social del niño se articulan trasluciendo una concepción de la salud identificada con un tipo de comportamiento legítimo. Además, el tratamiento en la casa del niño recupera el valor térmico del color rojo —en forma de los pétalos del baño— que desplaza a los últimos vestigios patógenos del frío y de la tristeza atribuidos a la tiricia. Un tipo de alimentación considerada como caliente finaliza la terapia: "Al día siguiente se lleva al niño a una casa distinta para que lo inviten a comer, porque en su casa no quiere. ¡Pero si lo lleva con la vecina, bien que come! Lo importante es que le den

22 María Durán, 38 años, San Jerónimo Amanalco, 24/8/2013.

la comida picosita para que sude bastante y con eso último se alivie".[23] En cuanto a la relación de madrinazgo, refieren los serranos que se prolonga a lo largo de la vida, y con frecuencia las personas, en la edad adulta, conservan y van a visitar a sus madrinas de tiricia.[24]

Mal de ojo y *xoxal*

El mal de ojo se explica como el resultado de la entrada de la fuerza anímica de una persona en el cuerpo de otra a través de la mirada. La agresión se atribuye a individuos provistos de un alto grado de calor: personas de corazón fuerte que inoculan esa fuerza energética por los ojos; tienen "vista fuerte" o "pesada" como una cualidad innata. Pueden aojar: afectar con la mirada al observado desestabilizándolo y produciéndole dolencias por un desequilibrio térmico debido a un recalentamiento excesivo, o transfiriéndole una fuerza patógena. Junto a ellas, causan mal de ojo quienes, sin ser de corazón fuerte, experimentan un calentamiento de la sangre y la vista bajo ciertos estados transitorios como el embarazo, cansancio, enojo, envidia, ira, trabajo intenso bajo el sol, conducta adúltera, borrachera y, sobre todo, el "antojo", el deseo imperioso de poseer o acariciar algo de su agrado.[25]

23 *Ibíd.*

24 Aunque la tiricia se considera una afección infantil, en la Sierra se registran casos en que pueden padecerla los adultos. Una partera explicó: "A las muchachas grandes no las baño con plantas: únicamente las limpio y tienen que ir a siete iglesias y pedir en cada una su moneda; los adultos deben tener las siete monedas para que se alivien y darles de comer lo que les gusta, porque si no van a seguir tiricientos y hasta se mueren" (Jerónima Peralta, 65 años, Santa Catarina del Monte, 22/11/2014).

25 Según Módena: "El mal de ojo se considera causado por la pesadez y el calor que las personas adultas tienen en ciertas circunstancias: cansancio, enojo, borrachera. La vista se pone pesada, y nuevamente, los más proclives a resentir la enfermedad son los débiles: los niños, en especial los más pequeños, los que tienen la sombra débil [...] La pesadez de la mirada se potencia con el deseo y la atracción por el niño" (*Op. cit.*, 1990, pp. 190-191).

Lo padecen mayoritariamente los niños más pequeños *(conetl* y *piltonconetl* o *zuzuhuato)*, lo que se atribuye tanto a su vulnerabilidad anímica como a que resultan atractivos para la vista:[26]

> A los niños, el mal de ojo les da porque los sacan a la calle cuando tienen un mes de nacidos, ¡hasta de 20 días! Los llevan destapados y es malísimo para los niños: los miran, se ven bonitos y, como son bebecitos tiernitos, les afecta. Hay quienes hacen mal porque tienen mirada muy dura; ven al bebé con sus ojos fuertes y los enferman. Ahorita dicen los maestros y doctores que hay niños hiperactivos a los que les gusta hacer travesuras y eso es porque de pequeñitos dejaron que la gente los viera. Su interior no está tranquilo, tienen una inquietud que no es normal.[27]

La descarga de aojo sobre el infante la motiva el deseo insatisfecho de una mujer que, al mirarlo con codicia, daña al niño; el móvil principal se atribuye a la envidia. En la Sierra existen diferentes prevenciones y amuletos para evitarlo. Los más comunes son colocarle al niño, en la muñeca o el tobillo, una pulsera de "ojo de venado",[28] que truena al recibir el aojo; fijarle un listón rojo; colocarle dos ajos pelados en una bolsita de nailon dentro de otra de tela roja —que se renuevan a medida que se arrugan al absorber la mirada—, o que la madre le haga una cruz con su saliva en la frente antes de salir de casa. Algunos amuletos siguen la lógica de la cruz y transmisión de la fuerza materna, como describió una partera:

26 Carlos Zolla, Sofía del Bosque, Virginia Mellado *et al.* sitúan el mal de ojo como la primera y principal causa de demanda de atención de la medicina tradicional referida por los terapeutas tradicionales en las áreas de México atendidas por el IMSS-Coplamar (*Op. cit.*, 1992, p. 73).

27 Porfiria Espinosa, 64 años, San Jerónimo Amanalco, 24/8/2013.

28 *Mucuna sloanei* o *urens*.

> Yo no uso ojo de venado. Con el resorte de la ropa interior de la mamá le hago dos pulseritas a la criatura y le ato a cada una siete nudos. Al niño le pongo una pulserita en la muñeca y otra en el tobillo contrario, así atravesadas, cruzadas. Los siete nudos de las pulseras son para las siete enfermedades de los niños, cada nudo detiene un mal: calentura, tos, catarro, empacho, maldad, brujería y mal de ojo.[29]

La saliva de la madre y los retazos de ropa interior transfieren fortaleza al niño; el rojo actúa por su temperatura y repele o absorbe el calor proyectado por la mirada del agresor: la fuerza anímica del ojo es anulada al toparse con una suerte de escudo caliente, neutralizador.[30] En este sentido, el aojo pareciera mostrar características inversas a las de la tiricia. Con la tristeza, un déficit de fuerza anímica y calor mantenía al niño en estado de apatía y postración; el rojo los diluía y la energía excesiva de la madrina era reencauzada mediante el parentesco ritual y puesta al servicio de la salud del infante. En el mal de ojo los sujetos calientes y fuertes representan un peligro y se busca mantenerlos alejados o conjurarlos con amuletos también rojos.

Sin embargo, a pesar de portar amuletos y protecciones, el aojo es una afección cotidiana. Las madres relatan significativas anécdotas para explicar cómo opera el daño de la mirada:

> Cuando va una por la calle con el bebé en brazos, o al entrar a las tiendas, hay personas que dicen: "¡Ay, qué bonito bebé! ¿Me dejas besarlo?"

---

29 Felipa Juárez, 60 años, San Jerónimo Amanalco, 30/3/2015.

30 Antonella Fagetti plantea una interpretación en parte distinta: "es importante resaltar el papel que juega el color rojo tanto en la prevención como en la cura del 'mal de ojo'. En el primer caso, la pulsera o la semilla roja rechaza la energía negativa del 'ojeador', mientras que para la curación este color le infunde fuerza al 'ojeado'. De hecho, el rojo es un color que remite a la energía vital de la sangre y al estar en contacto con el enfermo, por ejemplo, cuando se le amarra al niño un listón de ese color, le transmite esa misma fuerza que le ha sido sustraída por la persona de 'vista pesada'" (*Op. cit.*, 2004, p. 106).

> Algunas mamás no lo permiten. Entonces la persona se molesta y mira al niño. Al rato o en la noche el bebé llora y comienza a torcerse y a temblar. Eso quiere decir que no está bien, tiene ojo. La otra persona quizá quería cargarlo y le "echó la sal". Le afectó en los ojos porque se le pusieron rojos, en la cabecita o en el corazón del bebé, pues es en el espíritu donde le afecta. La mamá entonces dice: "lo voy a llevar con una partera o una curandera para que le dé una limpia con huevo". Así el niño se compone.[31]

El testimonio manifiesta de manera tácita una forma de prevenir el aojo —que la madre permita tocar o cargar a su hijo a la mujer envidiosa—, revela los síntomas del mal de ojo —llanto, estremecimientos, temblores, irritación ocular—, señala los lugares donde afecta la mirada —ojos, cabeza, corazón, y pricipalmente el espíritu— e indica los terapeutas especializados en su tratamiento.

En un principio, es la madre quien lo diagnostica, atendiendo a los síntomas. Los asocia con la presencia de una persona que se acercó o miró a su hijo. En ocasiones el diagnóstico es instantáneo —la madre percibe la mirada o acercamiento insistente de alguien— y existe la posibilidad de brindarle un tratamiento rápido y directo al niño siempre que se cuente con la anuencia del agresor. A éste se le pide que aplique un poco de su saliva en la cabeza del infante para inmunizarlo frente a los efectos nocivos de su mirada. Este remedio responde a la concepción nahua: un individuo no es capaz de dañar aquello que comparte su misma naturaleza; alguien no puede dañarse a sí mismo ojeándose. La saliva transmite aspectos de la identidad del agresor a la víctima (un recurso análogo al de la cruz de saliva aplicada por la madre, que busca hacerle partícipe de su "fuerza" al niño).

> Nuestra vecina no podía ver a los bebés porque tenía la vista muy dura, les tronaba la hiel con la vista. Entonces se ponían a llorar y al poco

31 Amanda Espinosa, 47 años, Santa María Tecuanulco, 2/6/2003.

empezaban a vomitar. La misma persona lo tenía que curar. Esa es la regla: quien lo mira lo tiene que sanar. Entonces le pedían que lo curara inmediatamente porque la criatura estaba enferma. Lo hacía sólo poniéndole de su saliva en la cabecita del niño.[32]

En ocasiones el aojo no se manifiesta hasta la noche siguiente, cuando la madre percibe trastornos en el comportamiento de su hijo —inquietud, llanto, inapetencia, desvelo—, así como calentura, vómito, diarrea, dolor de cabeza o irritación ocular. Como revela el testimonio, el mal de ojo también puede asociarse con daños en la hiel (sustancia fría) que se "cuece", truena y derrama dentro del cuerpo debido al calor excesivo de la mirada del agresor. Esto deriva en síntomas asociados con el desequilibrio térmico. En algunos casos, el aojo se vincula con cierto tipo de aire albergado en el interior del organismo, concebido como la manifestación material de la maldición inoculada con la mirada.

La madre confirma el diagnóstico recurriendo a una limpia con huevo, si conoce su lectura, y la completa con otra de ruda, exhalaciones de humo de cigarro en la espalda del niño, así como lavados oculares con té de manzanilla y limpias con huevo de guajolote para tratar el enrojecimiento. Ante la persistencia o agravamiento de la enfermedad, suele acudir con una partera o una curandera *tepatiqui*.[33]

---

32 Andrea Durán, 43 años, Santa María Tecuanulco, 2/6/2003.

33 En otras regiones nahuas difiere la terapéutica. En Atla, Sierra Norte de Puebla: "Este mal se manifiesta externamente por la incapacidad para abrir los ojos, pues los niños amanecen con los órganos de la vista cerrados e hinchados. En seguida se va en busca de un ombligo [cordón umbilical seco], *ixic*, del sexo contrario al del enfermo y se le aplica alrededor de las órbitas, con lo cual desparece la inflamación y con ella el mal de ojo" (José de Jesús Montoya Briones, *op. cit.*, 1964, p. 178). En los Tuxtlas, Veracruz, al enfermo se le aplican lavados oculares y aspersiones rituales con alcohol sobre la cara, se lo limpia con huevo o con la ropa usada por su padre, pero lo ideal es que lo cure, tocando o acariciándolo, el causante del mal, ya sea uno de los "cuates" (gemelos), el "banco" (que nace después de unos gemelos) o el "culebro" (el más fuerte, que nace después del "banco"), que son los principales responsables de producir la dolencia (Marcela Olavarrieta, *op. cit.*, 1977, pp. 80-83).

El tratamiento especializado del mal de ojo adopta distintos procedimientos. Al respecto una partera de Santa Catarina cuenta:

> El aojo del niño lo curo metiendo tres huevos, un ajo, un limón y un pedazo de alumbre en un trapo rojo. Le paso el envoltorio por el cuerpo para limpiarlo. Cuando los huevos ya funcionaron [extrajeron el mal de ojo], los quemo lejos de la casa con el resto del envoltorio: todo lo que le sale al bebé se quema y con eso se sana. El fluido del aojo arde en el fuego. Después le limpio sus ojitos porque llegan a enfermarse con el mal de ojo.[34]

Otra modalidad es efectuar tres limpias con huevo. Tras verter agua de espíritus sobre el huevo, se frota al niño en la cabeza, brazos, manos, piernas, espalda, vientre y finalmente el pecho. Después la terapeuta lo rompe en un vaso con agua y las figuras surgidas en la clara y la yema las interpreta como un "ojo" —si es una mancha ovalada—, "los ojos de la gente que envidia" —si son pequeñas burbujas— y "el aire de la maldición" —si es un velo que asciende hasta la superficie del agua. El tratamiento se repite por tres días y, además de contribuir a extraer paulatinamente la enfermedad, se asume que permite identificar el género del agresor: si las burbujas se alzan en la parte superior de la clara, indican que el ojeador es hombre y, si se asientan adheridas a la yema situada en el fondo del vaso, "son ojos de mujer". La madre estará advertida para evitar la acción de un agresor recurrente. Terminada la limpia, los huevos se arrojan a los perros del terapeuta que, "al comerlos, acaban con la enfermedad, terminan de limpiar al niño, pues transforman y erradican el mal".[35] El perro interviene como agente

34 Jerónima Peralta, 65 años, Santa Catarina del Monte, 22/11/2014.

35 Al igual que las gallinas cuyos huevos se destinan a la limpia, los perros de color negro se consideran más adecuados para ejercer esta función: "El perro se come todo lo que ha caído sobre usted y lo que está en su cuerpo. Al perro no le pasa nada, qué bueno que se lo coma el perro, así usted se va haciendo menos con el enemigo". No obstante, cuando en lugar de mal de ojo se trata de "maldad" o de *xoxal*, se asume

terapéutico auxiliar. La cura puede completarse prescribiéndole al paciente el consumo de carne asada de víbora, serpiente de cascabel o coralillo, un remedio preventivo e inmunizador contra el mal de ojo.

De acuerdo a la intencionalidad y gravedad del aojo, se distinguen dos modalidades en la Sierra. Si bien la gente común origina este mal de manera inconsciente, ciertos sujetos pueden causarlo con deliberación, como un acto premeditado de brujería.[36] Esta última variante —llamada *xoxal*— es considerada sumamente grave y es provocada por ritualistas como graniceros, brujos *tetlachihuique* o brujas *tlahuepochis*,[37] provistos de una mirada fija,

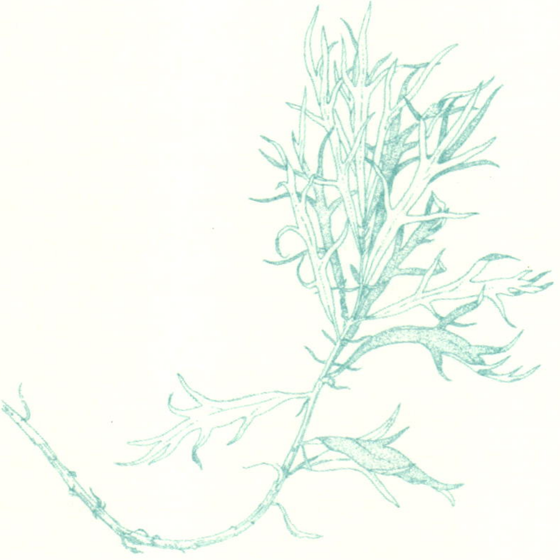

Estafiate
(*Artemisia ludoviciana sp. mexicana* [Willd.] Keck)

que el perro no puede sobreponerse a la enfermedad y su muerte conforma la contraparte de la salud del paciente. Una terapeuta explicó: "Un perro negro grandote tenía yo. Se esponjó y sacó gusanos porque se comió nueve huevos de limpia. Se le pasó la enfermedad al perro, pero la muchacha vivió. Los gusanos eran la maldad" (Juana Espinosa, 58 años, Santa Catarina del Monte, 19/10/2018).

36 Frente a la distinción texcocana entre mal de ojo y *xoxal*, en los Tuxtlas, Veracruz, "algunos informantes opinan que debe hacerse una distinción entre mal de ojo, aplicado sólo a casos de brujería, y ojeo, cuando se trata de un mal ocasionado involuntariamente. El ojeo lo causa, sin intención, una persona de 'vista fuerte' cuando fija su mirada sobre algo que le agrada particularmente, sin tocarlo. En cambio, el mal de ojo, como se dijo, proviene de una voluntad consciente de hacer daño: 'Ocurre cuando te ponen un daño, cuando te ponen un mal aire' " (Olavarrieta, *op. cit.*, 1977, p. 81).

37 Sólo en una ocasión los serranos aludieron a los gemelos como causantes de *xoxal*, pero la afección por ellos provocada se considera menos virulenta que la

penetrante e hipnótica que revela su fortaleza anímica. De un temido granicero de Santa María Tecuanulco se decía: "Era un señor que nomás con la pura mirada lo dejaba a uno quieto ahí, daba miedo verlo, no era una persona normal como nosotros".[38]

La variante agravada e intencional del mal de ojo se denomina *xoxal* por los forúnculos o "bolas" que afloran en la cabeza, espalda o extremidades del afectado. Los nahuas traducen el verbo *xoxa* como "embrujar para que salga un tumor".[39] El aojo se vincula así con la brujería y deriva en una enfermedad espiritual severa. El sujeto causante lo desencadena al mirar, maldecir o escupir en dirección a la víctima. Se afirma que las tumoraciones albergan el fluido patógeno del agresor que, una vez extraído, puede manifestarse configurado como flema, pus, grasa, gusanos, insectos o diversas formas provistas de vida. Inoculado en una zona precisa del cuerpo, el *xoxal* se extiende y coloniza el resto del organismo en ramificaciones —que se comparan con apéndices vegetales, raíces o rizomas— a medida que se agrava hasta alcanzar el corazón y producir el deceso del enfermo. Los nahuas se refieren al *xoxal* como una entidad que, provista de intención y autonomía, avanza en la víctima. La agresión puede deberse a motivos personales o responder al encargo de otra persona para perjudicar a un tercero.[40]

originada por ritualistas. "Dicen que un gemelo echa y el otro cura; uno enferma y el otro, con su propia saliva, cura. El gemelo alegre y amable es el bueno, y el malo es el que siempre está enojado" (Luisa Peralta Juárez, 59 años, San Jerónimo Amanalco, 14/4/2015).

38 Juan Velázquez, 45 años, Santa María Tecuanulco, 29/5/2004.

39 Yolanda Lastra incluye el término *so:sa (xoxa)* en su glosario de términos nahuas de Texcoco (*El náhuatl de Texcoco en la actualidad*. México, UNAM, 1980, p. 149). En sentido coincidente con los "bultos" o "tumores" producidos por el brujo a través del mal de ojo, Alonso de Molina registra en su clásico diccionario el verbo *xoxa* como "aojar o hechizar o ojear a otro" y *xoxalli* como "lobado, labanillo o potra" (*Vocabulario en lengua castellana y mexicana y mexicana y castellana*. México, Porrúa, 2004, p. 162)

40 Aquí el mal de ojo se encuentra estrechamente ligado a la brujería: "Ciertas personas —escribe Aguirre Beltrán— poseen en los ojos una clase de poder ma-

Los niños son susceptibles de padecer *xoxal* de los tres años en adelante *(conetl)*. La madre efectúa el diagnóstico observando las bolas surgidas en manos, brazos o nuca, y recurre a diversos remedios domésticos para afrontarlo. Utiliza un gel de alcanfor para impregnar la zona afectada y, al secarse, rota encima un palo, a manera de rodillo, para deshacer la tumoración. Por la noche, talla ajo y cal de piedra sobre los bultos de *xoxal*: "Mi hijo tenía un relieve como un gusanito, en la noche lo tallé con ajo y cal, se coció y, de mañana, ya se había desinflado". La terapia materna permite afrontar situaciones leves de *xoxal*, en las que el principio patógeno pueda neutralizarse mediante el efecto del ajo y la cal. No obstante, en situaciones de gravedad, únicamente un ritualista de gran fortaleza anímica —considerado él mismo como capaz de causar el *xoxal*— podrá tratar la enfermedad mediante la "chupada" o succión.

El *xoxal* no es reconocido por la biomedicina, pese a ser concebido en la Sierra como la enfermedad de mayor gravedad. Su atención en los centros de salud origina numerosas contradicciones a la hora de diagnosticar y afrontar esta afección. Lo revelan las palabras de una mujer de Amanalco, quien siguió un doble itinerario terapéutico:

> Cuando fui al centro médico, el doctor no detectó lo que tenía. Entonces mis hijos me llevaron con una curandera que afirmó: "Le hicieron un daño". Fui varias veces con ella y se bajó bastante. Cuando terminó, la curandera me dijo: "Ahora sí ya puedes ir al doctor para que te dé medicamento, porque el daño que tenías ya te lo quité". Y aparentemente sólo me quedó una bolita entre el cuello y el hombro. Cuando regresé con el doctor, diagnosticó artritis. Pero al mostrarlo en el pueblo, me decían: "No es artritis". Como seguían los dolores, mis hijos me llevaron a una

---

léfico, que a menudo se considera derivado de un Pacto con el Príncipe de las Tinieblas. Esa fuerza mística puede producir enfermedad en el tierno organismo del infante, y se le llama mal de ojo [...]. Es también llamado herida de ojo y ojo de envidia, denominaciones que permiten descubrir el mecanismo mental, proyección de los deseos hostiles, que le dio vida" (*Medicina y magia*. México, INI, 1973, p. 26).

> clínica. Allí les conté lo que había dicho la curandera. "No, señora —respondieron los médicos—, nosotros no creemos en eso de los daños que hacen los que llaman brujos". Me mandaron hacerme estudios. "Si fuera grasa o cualquier cosa se apreciaría —dijo un doctor—, pero no se ve nada, salió limpio". Después de pensar, me explicó: "Le voy a mandar un ultrasonido. En ése se va a ver bien qué tiene, porque en las placas no se aprecia nada. Y, si es necesaria una operación, pues se tendrá que hacer". Yo estaba inquieta. Había oído de una curandera medio bruja y decidí ir. Ella me dijo: "Lo que tienes no se ve. Te hicieron maldad y, aunque te hayan curado, no salió del todo el daño. Lo tienes desde hace años. El *xoxal* se enraíza: es como un árbol que se planta y por todos lados hunde la raíz; hasta su raíz más insignificante se pega. Te quitaron lo más grande, pero lo chiquito se quedó. Entonces ese *xoxal*, por donde entró, sigue avanzando, crece. Eso es lo que te pasa. Por los alrededores hay más gente mala que buena, y tú debes saber quién fue. A ti puede que te estén trabajando o puede ser que se te quedó el *xoxal* de antes, pero no es artritis", dijo la bruja.
>
> Ella sí me lo curó. Dicen que quienes hacen y curan el *xoxal* es por nacimiento, que tienen que ser bruja, brujo o granicero. Esa señora lo chupó, lo escupió; lo absorbió pero en realidad expulsó el *xoxal*. Me limpió varias veces con un camaleón o *tapayaxi*, ese animalito se hincha y esponja porque absorbe la maldad. También usó una víbora envuelta en un trapo rojo. En una de las veces que me chupó, me hizo una pequeña cortada, como en una operación. "Esto está vivo", me dijo. "Y te iba a llegar al corazón muy pronto". Yo estaba acostada boca abajo y no podía ver bien. "Eso te lo echaron, la bola te la pusieron". Ella me lo quitó.[41]

El itinerario terapéutico está marcado por la constante reformulación del diagnóstico. En el proceso se alternan médicos alópatas y curanderos nahuas. Los doctores no detectan nada o identifican el mal como

41 Adelaida Gregoria Rojas Xochimil, 62 años, San Jerónimo Amanalco, 29/4/2015.

grasa o artritis —negando la etiología tradicional— y no brindan tratamiento. La medicina indígena interviene en dos momentos: en el diagnóstico inicial, cuando una curandera *tepatiqui* identifica el mal como brujería, cura parcialmente el *xoxal* y canaliza a la enferma a los médicos alópatas para que le administren medicamentos; y en una segunda fase, cuando una terapeuta-bruja (probablemente una *tlahuepochi*) reivindica el padecimiento en términos indígenas, efectúa un diagnóstico más preciso, reconoce la curación parcial del *xoxal* a manos de la curandera *tepatiqui* y alerta sobre el enraizamiento de la enfermedad. Ante la pervivencia del tumor, la bruja *tlahuepochi* procede a extirparlo mediante diversas limpias y técnicas de chupado o succión, logrando la eliminación del *xoxal*.[42] Descartando la atención biomédica para tratar este mal, las madres acuden con un terapeuta nahua cuando en sus hijos existe un caso de gravedad.

Durante el trabajo de campo en la Sierra fue posible asistir y documentar con minuciosidad una modalidad infantil de curación del *xoxal*. El enfermo era un niño de tres años que fue atendido por un granicero.[43] La etiología de la afección, atribuida a la brujería, llevó al ritualista a proceder de forma clandestina. Se acercó a la casa del

42 Esta técnica estaba asociada en la época prehispánica con un especialista ritual denominado *tetlacuicuiliqui*, "aquel que saca cosas de la gente", o *techichinani*, "aquel que chupa a las personas", mencionado por los informantes de Sahagún, que "chupaba la parte afectada del enfermo y extraía pus, o hacía como si extrajera piedras, cabellos" (López Austin, *op. cit.*, 1967, p. 110). En la época colonial, el clérigo Jacinto de la Serna registra cómo, para curar sortilegios, ciertos curanderos, al paciente, "le chupan el estómago, o pecho, y le refriegan piernas o brazos, o cabeza, fingiendo que sacan de aquellas partes cosas que traen escondidas" ("Manual de Ministros de Indios para el Conocimiento de sus Idolatrías y Extirpación de ellas", en *Tratado de las idolatrías, supersticiones, dioses, ritos, hechicerías y otras costumbres gentílicas de las razas aborígenes de México*, vol. 1, edición de Francisco del Paso y Troncoso. Ciudad de México, Fuente Cultural, 1953, p. 102).

43 La posibilidad de asistir a la curación se derivó de la relación de confianza establecida entre el granicero y el autor (David Lorente, *op. cit.*, 2010a; *op. cit.*, 2011). El episodio fue registrado en San Jerónimo Amanalco el 10/4/2004.

paciente tomando una vereda y accedió por la parte posterior. Era una vivienda de adobe de una planta, con piso de tierra. Había dos camas, un altar junto a la pared, dos mesas y un televisor encendido. Los padres del niño aguardaban en el interior. El granicero llevaba consigo un ramo de hierbas rojizas y secas, de calidad caliente, traídas del cerro; se las dio a la madre para que tratase la varicela y comezón que su hijo padecía como consecuencia del *xoxal*. A continuación pidió una silla, la situó en el centro del cuarto e hizo sentar al niño. Situado tras él, comenzó a palparle la nuca, en el nacimiento del cabello, junto a la oreja. La semana anterior, recordó, "el *xoxal* era grande como una bola". Éste había disminuido y anunció la mejoría. Solicitó al padre del niño la pomada de sebo de abeja que había dejado en la visita anterior. Apretó la base del tumor untándose el remedio en los dedos índice y pulgar. Jalaba hacia fuera, buscando extraer la afección; acto seguido chasqueaba los dedos desprendiéndose de algo invisible que caía al suelo: "¿Escuchan el sonido de la enfermedad?". El niño se resentía con breves estremecimientos.

Después hizo sentar al niño de perfil, se retiró hacia atrás y pidió un huevo. Quien tenía el don de curar, explicó, podía hacerlo a distancia sin necesidad de tocar al niño. Además, el carácter contagioso del *xoxal* exigía proceder con cuidado: el fluido patógeno, al extraerse mediante la limpia, podía transferirse y dañar alguna zona corporal del propio terapeuta o los presentes. Recurrió a un procedimiento psíquico, equiparable al mecanismo patógeno que sigue un brujo al enviar o inocular con la mirada el *xoxal*; no obstante, el granicero lo invirtió. Sosteniendo el huevo entre los dedos de ambas manos, estiró los brazos y miró al niño a través de él. El propósito era extraer con la mente y la mirada el *xoxal* hasta confinarlo en el huevo. Interpuesto ante sus ojos, el *xoxal* podría regresar para ser encapsulado en un recipiente que le permitiera eliminarlo.

Estirando las manos recorrió con el huevo el perfil del niño, de la cabeza a los pies, una vez por cada lado. Luego se colocó ante su espalda y trazó dos diagonales: del hombro izquierdo al lado derecho de la cadera y del hombro derecho al lado izquierdo. El granicero explicó que podía sentir cómo vibraba el huevo mientras la enfermedad del *xoxal* era absorbida. Tras pedir un vaso con agua, hizo la señal de la cruz en el borde con el huevo antes de romperlo y verter el contenido. Puso el vaso contra la claridad de la puerta abierta y, rotándolo, mostró las azuladas hilachas de clara que ascendían a la superficie, donde se aferraban pequeñas burbujas. Señaló que, pese al movimiento, las telarañas no se desbarataban: ahí se apreciaba que el *xoxal* había sido "trabajado".[44] En las manchas blanquecinas de la yema se revelaba la fiebre que había padecido el niño. Con cuidado, tendió el vaso a la madre indicándole que lo arrojara fuera de la vivienda, hacia el lugar donde estaban sus perros, para que se encargaran de acabar con la enfermedad.

Tras concluir, ordenó cerrar la puerta. Los padres le ofrecieron de comer pero el granicero probó apenas su ración y se levantó. Indicó que el martes siguiente continuaría el tratamiento y no recibiría el pago por la cura hasta el final. Encargó a los padres darle al niño té de hierbas calientes y rojas procedentes del cerro, así como vigilar la disminución del *xoxal*. Añadió que después succionaría la enfermedad con la boca utilizando una mezcla de agua con sal, cuando el *xoxal* hubiera perdido intensidad: "un pedacito de grasa, un gusanito, o saliva del envidioso es lo que le voy a sacar".

El episodio distingue nítidamente dos secuencias terapéuticas. En primer lugar, el tratamiento directo de la bola, manifestación más visible y corpórea de la enfermedad, sobre la que resulta posible actuar, que representa el punto por el cual penetró la mirada del ojeador. En segundo lugar, una terapia integral que busca limpiar por entero el cuerpo del niño donde ha podido enraizarse el *xoxal* —el énfasis en

---

44 Del verbo *tlaxilía*, "arrojar": producido deliberadamente, fruto de un hechizo o brujería.

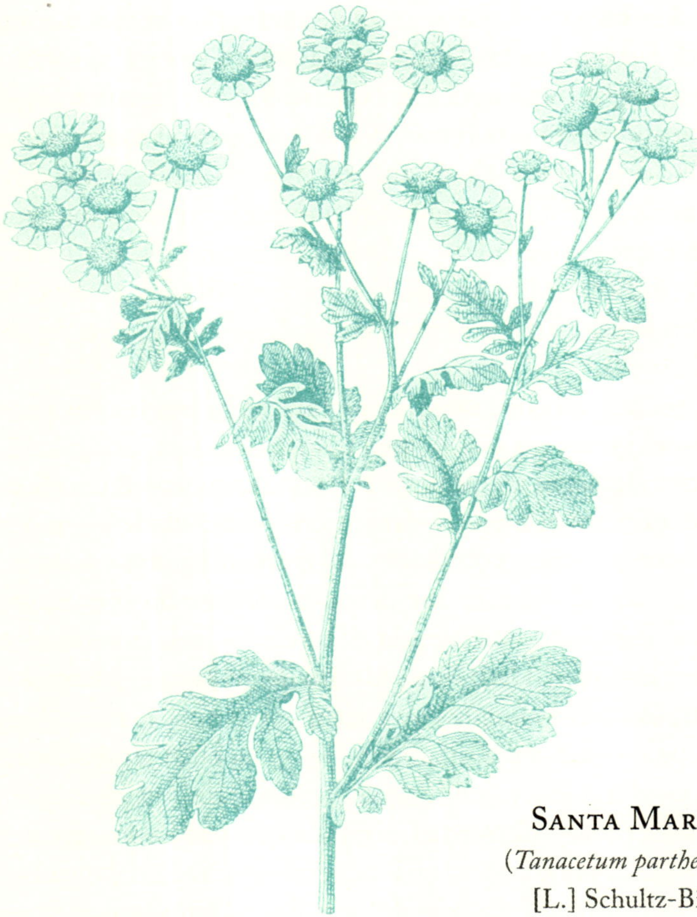

Santa María
(*Tanacetum parthenium*
[L.] Schultz-Bip)

los hombros y la espalda se explica porque son las regiones donde se afianza la enfermedad. Pese a la diferencia de las técnicas, en ambas la cura implica revertir el acto por el que fue inoculada la enfermedad: extracción manual, succión visual. Las manos del ritualista pueden desalojar parte del *xoxal*, mientras que el hecho de ser considerado el granicero como facultado para producir la afección otorga a su mirada un potencial sanador: la disposición patógena de la vista puede revertirse y tornarse terapéutica. En lugar de arrojar el *xoxal*, el ritualista trae de regreso el agente patógeno con sus ojos, lo intercepta con el objeto de limpia y lo confina para efectuar su eliminación.

Agresiones de *tlahuepochis*, brujas que chupan sangre

Los vecinos de la Sierra distinguen entre los brujos *tetlachihuique* y las brujas *tlahuepochis*. A los primeros se les considera capacitados para transformarse en animales, designados como nahuales, y a las últimas se les identifica principalmente con mujeres —aunque se refiere también el caso de hombres— que se manifiestan en forma de guajolotes. Las brujas *tlahuepochis* se conciben como un temido agente patógeno responsable de succionar la sangre a los niños e incluso causarles la muerte. Aunque la bibliografía antropológica ha destacado el carácter de la bruja chupasangre como una entidad nefasta o mortal para los infantes, en general no se ha definido la agresión o "chupada" de bruja como un tipo de enfermedad.[45] Suele asumirse que, cuando la bruja no desencadena la muerte del niño, el infante se recupera por sí mismo

45 Como sucede en los estudios clásicos que identifican la "chupada de bruja" como un riesgo para la vida del niño, mas no una enfermedad entendida como síndrome de filiación cultural. Véanse Virginia R. Rivera de Mendoza, "Las brujas en el folklore de México", *Anuario de la Sociedad de Folklore de México*, núm. 6, 1945; Hugo Nutini y John M. Roberts, *Bloodsucking Witchcraft, op. cit.*, 1993; Frederick Starr, *Notes upon the Ethnography of Southern Mexico,* 1900, pp. 20-21; William Madsen, *The Virgin's Children, op. cit.*, 1960, p. 202; Antonella Fagetti, *Tentzonhuehue*, *op. cit.*, 2002.

de los daños debidos a la extracción de sangre, y la participación de la madre y otros sujetos se limita a prevenir nuevos ataques; pero no se habla de una patología que requiera ser curada.

En la Sierra las agresiones de las brujas *tlahuepochis* se definen como un tipo de padecimiento de los infantes, pese a que se trata de un fenómeno negado públicamente. Es difícil de documentar en trabajo de campo debido al estigma y al riesgo que implica manifestarlo, porque se considera que podría atraer la atención de la entidad agresora. En el cuadro de enfermedades infantiles, la chupada de bruja se encuentra entre las más frecuentes. En adelante se analizarán la concepción serrana de esta enfermedad, las modalidades que adoptan los tratamientos terapéuticos, así como los especialistas rituales tradicionales a quienes se confiere la facultad de atender este padecimiento anímico.

Las brujas *tlahuepochis* se describen como mujeres sin diferencias físicas aparentes con sus vecinos, aunque en ocasiones se les identifica con mujeres que presentan malformaciones o enfermedades en las piernas. Se les concibe como individuos reales. Algunas actúan como terapeutas o especialistas rituales, revelando su estatus ambivalente. Su condición se considera un don de nacimiento, sujeto a la transmisión hereditaria: "muchas hijas de brujas son brujas".

No obstante, a la aptitud innata debe sumarse un proceso de aprendizaje bajo la tutela de una *tlahuepochi* experimentada:

> Aquí en el pueblo hay muchas brujas. Hasta niñas chiquitas. Ahí abajo vive una, se llama Soledad. Sus cuatro hijas son brujas. A veces he tenido que ir para sobar a su abuelita porque se cayó mientras lavaba. La primera vez que llegué, salieron las niñas: "Pues si quieres, te muerdo", me dijeron. Me les quedé viendo. Y la más chiquita lo volvió a repetir. Les dije: "Si todas muerden, ¿qué son?". No les dije brujas. "¿Qué son? ¿Perros?". Entonces su papá salió. "Oiga, ¿por qué sus hijas me dicen que me van a morder?". Él me respondió: "¡Pinches escuinclas! Les

> enseñó su madre". "Yo vine a curar a su abuelita, no a hacerles nada", le dije. La mayor me amenazó: "Pues si quieres te muerdo". El señor le gritó: "¡Cállate, escuincla! ¡Métase!". Entonces me miraron con unos ojos tan feos… porque todas son brujas, porque la mamá sabe hacer esas cosas. Cuando llegué a mi casa, me puse la ropa al revés para dormir. Además dejé la veladora prendida. A ver si vienen. ¡Sí vinieron! Las escuché, pero no me mordieron porque llevaba así mi ropa. Puse una cubetita con agua detrás de la puerta, allí se reflejan y no entran.[46]

A las *tlahuepochis* se les atribuyen otras actividades ilícitas, como robar de noche las cosechas o tratar de convertir a sus vecinas en brujas suministrándoles comida adulterada con su propia saliva, concebida como la sustancia espiritual de la brujería. Se dice que quien consume este alimento "al día siguiente es bruja". En su vida cotidiana, las *tlahuepochis* son mujeres que recolectan hierbas silvestres en los cerros para emplearlas en pociones y remedios, así como para venderlas en mercados. El contacto con el mundo vegetal del cerro insinúa, en el imaginario serrano, el carácter salvaje de la *tlahuepochi*, frente a las curanderas *tepatique* que cultivan sus remedios en los huertos domésticos.

Durante las noches, se dice que las *tlahuepochis* saltan tres veces sobre el fogón o *tlecuil*, se desprenden de las piernas por las rodillas, las dejan junto a la lumbre y, tras formar unas alas con petate, abandonan sus casas convertidas en guajolotes.[47] Su vuelo se describe como la trayectoria luminiscente de "bolas de lumbre" que se desplazan por el cielo y cruzan largas distancias hasta alcanzar la vivienda de un niño. Este fenómeno luminiscente durante el vuelo se deriva de las piernas que, ocultas en su vivienda, pisan y arrastran las brasas del fogón, propulsando a la bruja en el cielo. El guajolote en que se transforman suele ser comparado con un zopilote, debido a sus hábitos alimenticios

46 Partera Juana Espinosa, 58 años, Santa Catarina del Monte, 19/10/2018.

47 Los nahuas suelen enfatizar que se trata de una "guajolota", guajolote hembra.

y al hecho de que "el guajolote no vuela y el zopilote lo hace lejos, de un lugar a otro".[48] Recurriendo a la noche como espacio-tiempo de transformación, la *tlahuepochi* ejerce su "trabajo" o naturaleza que consiste en nutrirse de sangre. Su condición hematófaga no es cuestionada; conforma su modo de ser y existir. Se censura que, frente a la posibilidad de abastecerse de sangre en los pueblos cercanos, dirijan sus agresiones contra los infantes de la propia comunidad movidas por la envidia o la animadversión: "si una señora está criando porque quiere a su bebé, a su marido y a su familia, entonces la bruja ataca a su hijo". Las *tlahuepochis*, debido a su destino al nacer, requieren del consumo frecuente de sangre, el cual sustenta su particular naturaleza y se vincula con la gran cantidad de energía que necesitan para desplazarse durante las noches. Para los nahuas, la sangre humana concentra el mayor volumen de fuerza o *chicahualiztli* presente en el organismo, vinculada con el principio anímico que circula por las venas desde el alma-corazón a los espíritus-pulsos. Al chupar a los infantes, la *tlahuepochi* se nutre de esta condición energética de la sangre reforzando su vitalidad.

La proliferación de recursos apotropaicos o protectores revela el temor que manifiestan los serranos ante estas entidades y el riesgo que les conceden para enfermar e incluso desencadenar la muerte infantil. Entre los medios preventivos destacan los objetos cortantes de metal —tijeras y cuchillos— colocados en forma de cruz junto a la cama del niño; cruces de ocote situadas bajo la almohada o palmas benditas en las paredes; espejos colgados en las habitaciones y, con igual función, una cubeta de agua detrás de la puerta donde "la bruja, al llegar, mira y, al verse reflejada, se desconcierta y huye del lugar sin causar agresión".[49] El reflejo infunde miedo o vergüenza a la agreso-

48 Esta asimilación parece incorporar también el carácter nefasto y los hábitos alimenticios del buitre, frente a la noción de guajolote, un animal valorado por los nahuas, que se nutre de semillas y participa en la crianza y el cuidado de otros seres (David Lorente, *op. cit.*, 2020a).

49 El empleo de esta técnica se remonta a la época prehispánica. Bernardino de Saha-

ra, quien probablemente no reconoce esta visión como propia y toma conciencia de la pérdida de su humanidad y de su otredad ontológica.[50] Otra prevención muy extendida consiste en vestir al bebé con la ropa al revés, mostrando las costuras. Las madres aseguran que esto perturba a la *tlahuepochi*: percibir la extraversión del espíritu-cuerpo del niño, que no identifican con un infante. Es decir, se cambia la percepción de la bruja sobre sí misma o se altera su percepción de la víctima. Las parteras recomiendan mantener estas protecciones durante un año, "hasta que no esté bebecito".

No obstante, los vecinos refieren frecuentes episodios en los que la *tlahuepochi* accede a las viviendas. Se dice que las brujas concentran su actividad los martes y viernes, cuando escuchan lo que se habla de ellas, así como en las noches de lluvia. Al llegar a una casa, la *tlahuepochi* recurre a un poder hipnótico para adormecer a los miembros de la vivienda y hacer insensibles a las criaturas. Una madre de San Jerónimo narra un episodio:

> Cuando tenía diez años entró una bruja en la casa. Mi mamá me llevaba lejos a raspar magueyes y llegábamos de noche. Entonces en el cerro

gún escribe en el "Apéndice del quinto libro. De las abusiones que usaban estos naturales": "Tenían otra superstición: decían que para que no entrasen los brujos en casa, a hacer daño, era bueno una navaja de piedra negra en una escudilla de agua puesta tras la puerta, o en el patio de la casa, de noche; decían que se veían allí los brujos, y viéndose en el agua con la navaja de dentro, luego daban a huir [y] no osaban más volver a aquella casa" (*Historia general…*, *op. cit.*, 1999, lib. V, cap. XXVII, p. 284).

50 Es importante destacar el papel del espejo como atributo del dios prehispánico Tezcatlipoca, el nigromántico, que está en posesión de un poder de transformación que "concedía a los adivinos y a los hechiceros de quienes era la divinidad tutelar". Explica Guilhem Olivier: "La posición del espejo le habría conferido a Tezcatlipoca la condición de dios hechicero […] *Nahualtezcatl* significa literalmente 'espejo del *nahualli*' […]. Un tipo de espejo reflejaba el rostro de las personas deformándolo y permite suponer que el *nahualtezcatl* poseía esta extraña facultad de reflexión" (*Tezcatlipoca. Burlas y metamorfosis de un dios azteca.* Ciudad de México, FCE, 2004, pp. 444-445).

veíamos que empezaban a brincar unas bolas de lumbre: cuatro, cinco, incluso seis. Unas se iban para allá, otras para acá. Mis padres atrancaban la puerta con barreta para que nadie entrara, quedaba bien asegurada. Un día dormíamos en el petate mi papá, mi mamá y yo. De repente mi papá gritó: "¡Qué cosa anda ahí!". Mi mamá prendió la velita, porque no había luz, y vimos un guajolote grandote en el rincón. "¿Qué vino a hacer este animal? ¿Por dónde se metió?", dijo mi papá. "Está cerrada la puerta, por arriba no cabe", dijo mi mamá. "¡Abraza a la chamaca, ahorita lo voy a matar!", gritó mi papá. Le pegó con un palo en el cuerpo, pero no lo mató, sólo lo desmayó. Abrió la puerta y lo llevó a un terreno. Mi mamá dijo: "Debe de ser una bruja. Quizá estaba abierto". "¡Cómo va a estar abierto, si está atrancado!". Volvimos a dormir. Al otro día mi papá fue a ver al guajolote, pero ya no estaba. "¡Cómo es posible, a poco lo soñamos!". Insistió mi mamá: "Ya ves, te dije que es bruja. Esta niña siempre amanece morada y con mordidas en los brazos, piernas y pies, porque la chupa". Después de cuatro días, llegó un señor preguntando por mi mamá: ella era curandera. El señor quería que viera a su esposa. Cuando mi mamá regresó, nos dijo: "Me sorprende cómo está la señora: costillas quebradas, pies rotos, las manos, la cabeza, ¡todo!". Mi papá exclamó: "¡Es ella!". Esas brujas meten sus pies en el fogón, los dejan de la rodilla para abajo y se convierten en guajolotes. De la casa donde sale la bruja se ve una lumbre que empieza a brincar: prende cuando brinca; cuando cae, se apaga. Así brinca hasta llegar a una casa. Allí se apaga porque va a chupar la sangre. Cuando se despiertan los papás, encuentran a los bebés tirados, lejos de la cama o afuera, los visten con pijamita y amanecen sin nada; incluso los llegan a robar. A mi hijita la chupaban, amanecía desganada, hasta agripada, se desmayaba. Veía sus moretones. Mi mamá me advertía: "Échale cal, la *tlahuepochi* se escalda, se quema la boca y no vuelve a chupar". "¿Pero cómo entra, si es guajolote no va a caber?", le preguntaba. "Es que se convierte en varios animales. ¡Si quiere entrar se convierte en araña!". Los bebés quedan muy graves: hay que llevarlos con quien los sepa curar.[51]

51 Porfiria Espinosa, 64 años, San Jerónimo Amanalco, 24/8/2013.

Las agresiones son tratadas por diversos especialistas indígenas, entre los que se hallan los graniceros y ciertas parteras experimentadas. Al efectuar el diagnóstico, estos terapeutas consideran determinante la región donde se ubica la lesión, manifestada en moretones o mordeduras. Si la succión fue practicada en el estómago, pecho, cuello o espalda del niño, específicamente en la región lumbar, el especialista indica que la *tlahuepochi* "toma sólo un poco de sangre, pero muere el bebé". Por el contrario, si la succión se ubica en piernas, brazos, manos o el rostro del infante, el paciente será susceptible de recobrar la salud tras recibir el tratamiento adecuado. En otras palabras, si la *tlahuepochi* muerde órganos o regiones vitales, donde se concentra la sangre y la fuerza o *chicahualiztli* del niño (estómago, corazón o yugular, y riñones), el daño es irreversible. El órgano es parcialmente devorado y sin el fluido vivificante, el infante muere.[52] En cambio, si la succión no afecta centros neurálgicos del organismo (como las extremidades o el rostro), los órganos vitales no resultan dañados y el restablecimiento del niño es posible, pues sólo se asiste a una pérdida de sangre. El terapeuta no puede sanar los órganos afectados, pero sí lograr que el infante genere sangre nueva para restituir la que extrajo la bruja.

El tratamiento comprende dos fases. Una partera versada en tales curaciones, consideradas delicadas por su asociación con la práctica del daño o la brujería, a puerta cerrada, cuenta en el consultorio de su vivienda:

> A veces la *tlahuepochi* chupa al bebé en su cara, otras en sus manos, a veces en las piernas o en su colita; la criatura tiene marcas. Yo preparo medicina para eso; un tipo especial de remedio. Tengo que juntar siete hierbas, las recojo en el cerro. Son plantas amargas: hierba del burro, lengua de vaca, mal de ojo, hierba de la madre, a las que sumo tres hierbas

52 Es interesante destacar que el término que fray Alonso de Molina traduce por "bruja que chupa sangre" es *teyollocuani*, "aquel que come el corazón a la gente" (*Vocabulario en lengua castellana y mexicana y mexicana y castellana*, *op. cit.*, 2004, p. 22).

> más y añado el carbón negro. De todas las hierbas que traigo, hago dos mitades. Una la envuelvo en un trapo de color negro para limpiar al niño tres veces de la cabeza a los pies. Después llevo esa hierba lejos al cerro para quemarla y truena una y otra vez mientras la enfermedad, esa maldad, se deshace. La otra mitad de las hierbas se la doy a la mamá y le digo: "Ponla a hervir y a las doce del mediodía bañas al niño dos o tres veces". A esa hora el Espíritu Santo está a medio cielo. Con el Sol brillando allá arriba, se baña al bebé. Le digo a la madre que con esa hierba lo talle bien y después vaya a tirarla al río. Una vez bañado, le pido: "Al niño lo metes, lo envuelves bien y que no salga. Quiero que lo tengas en tu casa para que esté bien". Es importante que la mamá siga una dieta y evite comer una serie de alimentos, por eso le indico: "No comas azúcar, no comas manteca". Con eso el bebé ya toma pecho de la mamá a la hora que quiera. A los quince o veinte días ya mejoró; tiene fuerza y ganas de vivir. Después la mamá regresa: "Mi bebé ya está bien, come y gatea". Mucha gente me pregunta: "Ay, señora, ¿usted es bruja?" Les digo que no. Esos remedios los he aprendido. Yo curo porque lo sé hacer.[53]

El tratamiento involucra a dos agentes terapéuticos: la partera, cuyo estatus como especialista en la brujería no es claro y permanece insinuado, y la propia madre del niño. Cada agente es responsable de una de las etapas de la terapia: la limpia corre a cargo de la especialista, debido a la peligrosidad que reviste la extracción de la maldad transmitida al niño. La limpia pone en evidencia que la succión de sangre por la bruja acarrea la inoculación de una entidad patógena que debe ser desalojada, y que truena al ser quemada con las hierbas de limpia. El principio patógeno extraído lo constituye *stricto sensu* la saliva de la *tlahuepochi*, vector de enfermedad para el infante. Así como sucedía con los brujos *tetlachihuique*, cuya saliva derivaba en el *xoxal*, la de las brujas chupasangre infecta al infante produciendo una afección: "esa maldad". Diferentes tipos de brujería recurren a la saliva como agente del mal.

53 Juana Espinosa, 58 años, Santa Catarina del Monte, 19/10/2018.

Una vez desalojada, la segunda parte del tratamiento es delegada en la madre, y se concreta en el baño del bebé. La ablución tiene lugar en un momento en que se constata la influencia de una deidad solar que actúa en contra del principio patógeno de la brujería. Dios-Sol o el Espíritu Santo transmite desde el cénit su fuerza y su poder calórico-lumínico ejerciendo un efecto purificador sobre el infante. Al mismo tiempo, dado que Dios-Sol fue la deidad que otorgó al niño el alma-corazón, la exposición del paciente a los rayos solares en la hora de máxima intensidad contribuye al fortalecimiento del espíritu debilitado por la succión de la sangre.

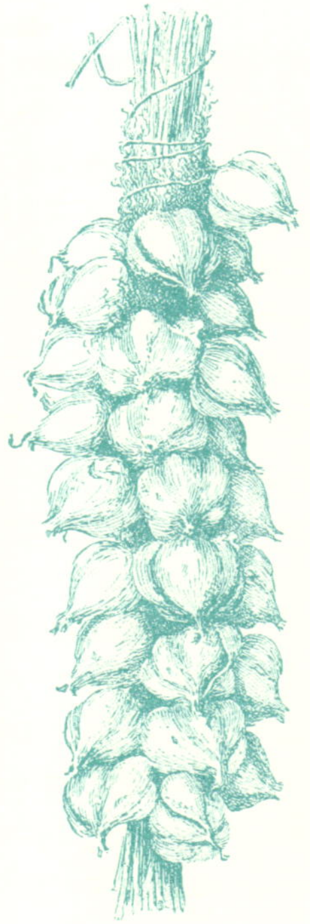

Ajo

(*Allium sativum* L.)

Se considera que el baño no implica riesgos para la madre, dado que el niño ya se encuentra liberado en gran parte de la enfermedad, y los últimos vestigios son retirados con el agua y arrojados al río, lugar donde se elimina la afección. Además, el baño tiene otra finalidad. La partera seleccionó las hierbas terapéuticas por ser amargas, lo que se vincula con el remedio de aplicarle al niño un poco de cal para desagradar a la *tlahuepochi* (bajo la premisa de que "se quema la boca y no vuelve a chupar"). El baño torna amarga la piel del bebé. Ambos procedimientos comparten la misma lógica: aplicarle al infante productos para evitar la reincidencia de la agresión. De igual forma, la partera proscribe a la mujer lactante el consumo de ciertos alimentos. El azúcar y la manteca, que aportan a la comida sabor y sustancia, le serían transferidos al niño a través de la leche materna y tornarían su sangre más atractiva para la *tlahuepochi*. Al mismo tiempo, el olor que los nahuas atribuyen a los bebés, definido como "chuquilloso",[54] resultaría más intenso por el consumo de la leche con estas sustancias y atraería la atención de la bruja. La recomendación de ocultar al niño en casa tras el baño, evitando su exposición pública, responde a la idea de sustraerlo a las miradas ajenas como parte de la curación. A pesar de que los terapeutas afirman reconocer la identidad de la bruja, consideran inadecuado transmitirle su nombre a la madre del niño, debido a que las acciones emprendidas contra la *tlahuepochi* pondrían en peligro al infante o al propio terapeuta.

En los casos habituales, como se aprecia, gran parte de la terapia persigue sustraer al infante de nuevas agresiones. No obstante, en ciertas ocasiones los nahuas constatan episodios en que la víctima experimenta ataques reiterados. En la opinión común, esta situación se interpreta de una manera particular: más allá de buscar nutrirse de la sangre infantil, la reincidencia de la *tlahuepochi* se considera una prueba de su intención por acabar con la vida del niño. Se trata de situaciones que exceden las competencias terapéuticas de mujeres y parteras. En tales casos, la madre o los miembros de la familia acuden a otra categoría de especialistas rituales y convocan la presencia de un *tetlachihui*, una *tlahuepochi* o un granicero. Estos episodios, de carácter clandestino, aparecen registrados en la tradición oral y son transmitidos en raras ocasiones. Un vecino de San Jerónimo explicó:

> La bruja es completamente diferente del nahual: son mujeres que chupan a los niños. Se transforman en guajolotes. Son como zopilotes porque vuelan de un lugar a otro, y el guajolote no vuela. Un viernes en la tarde estuvo lloviendo y después escampó. Eran como las once de la noche.

---

54 Los nahuas lo describen como el olor a leche materna que caracteriza al bebé. Este aroma, se dice, atrae a la *tlahuepochi*, debido a que la sangre infantil es dulce y contiene la fuerza o *chicahualiztli* de la leche materna. Como se vio, el bautismo contribuye a hacer "salada" la sangre del niño, y a tornarla en consecuencia menos atractiva para la bruja *tlahuepochi*. Mitigar o camuflar el aroma chuquilloso constituye para los nahuas una defensa frente a las agresiones nocturnas.

No dormimos. Mis hermanos y yo salimos al patiecito de la casa y vimos luces que brincaban de un lado a otro en una loma, como si jugaran. Luego salió una luz del pueblo de Santa Catarina hasta que llegó aquí; ya eran tres. Entonces salió otra del pueblo de Santa María y fueron cuatro. Empezaron a brincar. Eran como luces grandes de un faro, pero no sabemos qué tipo de luz tenían. Se fueron por los cerros; ahí se perdieron. Esas, cuando agarran a un niño, muerden. A mí alguna vez me chuparon. Se marca bien la dentadura, como una mordida. A veces chupan en el brazo, otras en el cuello. A una de mis hermanas la chuparon en la piernita. Pensamos que se la quitó de la cama a mi mamá y la encontraron tirada en el suelo, junto al *tlecuil*, el fogón. Las brujas duermen a la gente, por eso no las ven. Para ahuyentarlas sirven las cruces, los cristos, las imágenes católicas: protectores de la casa, del hogar.

Esas brujas que vimos venían de otros pueblos porque dicen que se juntan entre ellas y se comunican. Incluso si hay una persona a la que persiguen, se unen contra ella. Porque a veces las *tlahuepochis* van a chupar y ya no vuelven, pero otras agarran a la víctima para matarla. Van a chupar todas las noches. Entonces los niños se ponen ya muy enfermos. En ocasiones no despiertan, los llegan a matar. Algunos dicen que fue por pulmonía, otros que por asfixia, pero no se dan cuenta. Sólo cuando la bruja está por matarlos, traen al especialista.

Cuentan que un niño estaba ya muy enfermo cuando buscaron al curandero. El curandero debe ser de la misma carrera: brujo o *tlahuepochi*. El niño no se componía, entonces el brujo dijo: "Lo voy a curar, está duro. Y si quieren, eliminamos a la *tlahuepochi*. Cierren toda la casa. Necesito cuatro hombres fuertes que tengan valor, que no se vayan a dormir". Buscaron a las personas indicadas y cerraron bien la vivienda, taparon los agujeritos y los huequitos, sellaron todo. Esperaron el momento. En el cerro, frente a la casa, se paró. Era un guajolote, daba luz, alumbraba el patio. El brujo anunció: "En el momento en que entre, uno de los hombres va a cerrar el lugar por donde se metió". En la casa aguardaban a oscuras, sólo tenían la luz dentro de una olla en forma de brasas, para que no se viera que en la vivienda había gente y, en

> cuanto llegase, quitarle la tapa y alumbrar. El brujo dijo: "Abusados porque se va a convertir en diferentes animales". El guajolote había brincado de un árbol al techo de la casa. Cuando entró, se convirtió en un gato. Al saltar hacia el niño enfermo, taparon el agujero por donde entró. Entonces se volvió un gato furioso, quería saltar por todos lados. Al instante, se les perdió porque se convirtió en ratón. "Busquen, busquen", decía el brujo. Entonces era una araña. Pero como el brujo era bueno, la encontraron: "¡Aquí hay una araña! ¡Atrápenla!". Cuando la capturaron se convirtió en guajolote. Rápido lo ataron con una cuerda y lo llevaron al patio. El brujo le asestó un golpe con un *tepozmalacatl*, el malacate con el que las mujeres hilan los ayates y la lana para las cobijas; es una aguja larga y gruesa, en el otro extremo tiene un contrapeso. Ese malacate se lo clavaron a la *tlahuepochi* y colgaron al guajolote en el patio. Allí amanecieron unos pedazos de petate; sus alas eran trozos de petate. Entonces se supo que una vecina falleció. ¿Qué le pasó? Nadie supo. Amaneció muerta en su casa. El niño pudo vivir, no lo volvieron a chupar.[55]

El testimonio ilustra en detalle el procedimiento dirigido a la captura y eliminación de la *tlahuepochi* cuando las agresiones son recurrentes y revelan la intención infanticida de la bruja. Se cura primero la agresión de la *tlahuepochi*, la succión de la sangre, pero para que el niño sane es necesario aniquilar a la entidad patógena. Los especialistas indígenas a los que se consagra la empresa deben compartir la naturaleza ontológica de la agresora: *tetlachihui*, *tlahuepochi* y graniceros iniciados en la brujería. Su naturaleza anímica fuerte implica que sean los únicos ritualistas capacitados para afrontar este tipo de males, al mismo tiempo que explica el carácter clandestino de su actuación, dado que el mismo terapeuta puede ser acusado de brujería. En el testimonio se revela la capacidad polimórfica de la bruja: a partir de

55 Trinidad Espinosa López, 60 años, San Jerónimo Amanalco, 17/8/2013.

su transformación inicial en guajolote, transita por diversas corporalidades animales que adopta y abandona sucesivamente con el fin de penetrar en los pequeños resquicios de la vivienda y lograr la fuga. Al mismo tiempo, la elección de estos animales para su metamorfosis responde a una búsqueda de mímesis con seres moradores de las viviendas que resultan habituales en la vida serrana, y pasar así desapercibida. La transformación de la *tlahuepochi* está limitada al periodo nocturno, cuando ciertos animales domésticos se tornan sospechosos de albergar una identidad encubierta. Al amanecer los vecinos encuentran, en determinada vivienda, a la mujer fallecida como resultado de la muerte del animal-bruja. La pérdida de los instrumentos de transformación ocurre en ese momento: de día, las alas de guajolote regresan a su estado inicial: fragmentos de petate.

La bruja no es asesinada en su forma humana. Se le elimina en su dimensión de agente patógeno, durante su manifestación zoomorfa, *in situ* e *in fraganti*. El contexto y el modo en el que ocurre la ejecución evidencia que no se trata de un castigo público, un escarmiento colectivo ejemplar, ni de una venganza, sino de la erradicación de un agente de enfermedad en el momento en que actúa. Se mata al animal para evitar el empeoramiento y el deceso del infante. El fallecimiento de la dimensión humana de la *tlahuepochi* ocurre como consecuencia de este acto terapéutico. El tratamiento revela una ética nahua distinta del mundo occidental respecto a la erradicación de las brujas.

Como sucede con otros males infantiles serranos, las madres efectúan el primer diagnóstico en las viviendas —sin ambigüedad, atribuyendo marcas y moretones en el cuerpo del infante a la acción dañina de la *tlahuepochi*. En ningún caso se busca la asistencia al centro de salud y el itinerario terapéutico incluye a los mismos especialistas tradicionales versados en el tratamiento del *xoxal*, con la salvedad de que ciertas parteras, con frecuencia, son consultadas o involucradas en el proceso curativo.

MALES DE LOS *AHUAQUES*, DUEÑOS DEL AGUA

En las zonas altas de la Sierra de Texcoco abundan los manantiales que fluyen como arroyos y riachuelos recorriendo el paisaje de tonos verdes entre las viviendas y campos de maíz. La región ha encontrado en el agua un criterio de unidad cultural desde la época de Nezahualcóyotl, principalmente en su tercer reinado, hacia 1454. Un sistema de canales conectado con los manantiales locales sirvió para irrigar la Sierra y, en la actualidad, es posible contemplar las acequias que recorren el interior de algunos pueblos, a lo largo de cauces de origen precolombino.

Los nahuas frecuentan esta geografía en sus actividades cotidianas o al desplazarse entre las comunidades. En la mitología local, el interior de manantiales y arroyos es el hábitat de cierta categoría de espíritus denominados en náhuatl *ahuaques*, "dueños del agua".[56]

Los *ahuaques* son descritos como pequeños seres que residen dentro del agua en una comunidad paralela a la humana, pero invisible a los ojos de los profanos. A estos se les atribuye la capacidad de producir enfermedades a los serranos cuando invaden su hábitat o cuando resultan atractivos debido a sus cualidades u oficios particulares. Se considera que los *ahuaques* se apoderan del espíritu de la víctima para incorporarla a sus dominios. Con frecuencia, son los niños quienes despiertan más interés en estos seres, los *ahuaques:*

> Abajo del río y del agua corrediza de los manantiales hay un pueblo igual que el nuestro donde viven los *ahuaques*. Están dentro del agua, son unos charritos que están bailando, comiendo, hacen sus fiestas en unos pocitos o abajo del agua; dicen que se ve bien bonito. Si uno rompe allí algo, ellos se apoderan de la persona en espíritu, no en materia. Se lo llevan y la persona se enferma. Para buscar su espíritu existen los graniceros o *tesifteros*. Si logran hallarlo, el enfermo se cura. Pero si el

56 Para un análisis más amplio sobre los *ahuaques* y el mundo subacuático, David Lorente, *op. cit.*, 2011.

tesiftero no entrega la ofrenda adecuada o los *ahuaques* se encaprichan con esa persona, muere su cuerpo y su espíritu queda allí en el manantial. El doctor no cura esto porque no lo entiende. Cuando llevan al enfermo al centro de salud y le dan medicamento en inyecciones no le sirve. Tiene que ser un granicero quien lo trate. Si no es así, fallece el enfermo.

Yo lo viví. Tenía un hermanito de seis años que era güerito, chaparrito y delgadito. En el terreno de mi papá había un caño donde pasaba corriendo el agua. Mi hermano iba mucho por ahí. Y el granicero que vivía en ese lugar le decía a mi mamá: "¡Cuida a tu hijo porque hay una muchacha güera que se lo quiere llevar! No dejes que baje al cauce porque se lo quiere robar". Mi hermano pasaba caminando junto al caño cuando caía el aguacero. ¡Las barrancas casi se derramaban de tanta agua! Caminaba por allí, viendo y siguiendo el agua en todo su recorrido. Nosotros siempre teníamos miedo porque seguido nos advertía mi mamá: "Cuando vean las nubes de tormenta, metan a su hermano a la casa y no lo dejen salir". El granicero también insistía siempre en que lo cuidáramos. La muchacha güera del arroyo se quería llevar su espíritu para que viviera con ella adentro del agua.[57]

Para los nahuas, la preferencia de los *ahuaques* por los niños pequeños, de entre seis y ocho años, aparece de forma recurrente en los testimonios. Una mujer de Santa Catarina describe lo que le sucedió a los siete años en un arroyo:

De niña yo tenía la trenza hasta la cintura. El pelo me lo tenían que lavar parada. Mis tías me bañaban. En esa agüita que corre por la acequia, toda la gente venía a lavar. Una vez fui a las doce del mediodía. A esa hora no puede estar nadie cerca del agua porque lo agarran los *ahuaques*. Pero yo fui. Cuando me quería enjuagar el pelo, me eché agua pero no cayó nada. Otra vez volví a hacerlo y fue igual. "Y ahora, ¿por qué?", pensé. Me limpié

57 Juana Velázquez, 60 años, Santa María Tecuanulco, 24/4/2004.

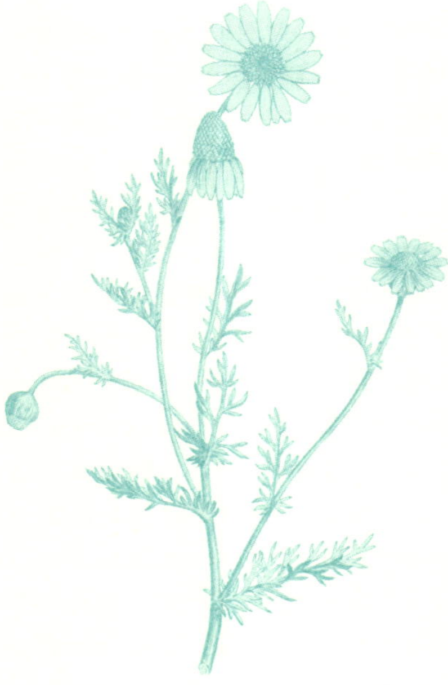

MANZANILLA
(*Matricaria chamomilla* L.)

los ojos, me quité el jabón. Y cuando vi… ¡estaban todos ahí! ¡Todos bien guapos, elegantes! Todos los *ahuaques* bailando en el agua. Algunos me daban unos jarritos chiquitos, sus platitos. Me ofrecían comida, todo lo que tenían. Cuando vi eso, ¡agarré y corrí con el jabón en el pelo! Les gustaba mi trenza, me querían porque la gobernante del manantial lleva el cabello muy largo. Querían que yo fuera su reina.[58]

La enfermedad descrita como robo del espíritu en el manantial es diagnosticada por la madre u otros parientes en las horas siguientes a la agresión o durante la noche, atendiendo a una serie de síntomas distintivos: calentura, desorientación, privación de la conciencia, rechazo del alimento y, como signo inequívoco, la plática inconexa del enfermo en la que éste transmite las visiones que su espíritu percibe en el interior del manantial. Frente a otros males infantiles, los síntomas de haber sido afectado por los *ahuaques* no se prestan a confusión: el enfermo refiere verbalmente los sueños y visiones que acompañan su padecimiento en los que se revelan imágenes del mundo paralelo sumergido en el agua.

La terapéutica se confía exclusivamente a un granicero, único capacitado para sanar al enfermo. En ciertos casos, la madre no identifica con precisión los síntomas y, desconociendo el tipo de en-

58 Susana Villegas, 38 años, Santa Catarina del Monte, 31/5/2004.

fermedad, lleva a su hijo con otro terapeuta indígena como un *tepatiqui* o partera. Estos especialistas pueden diagnosticar al niño a través de la lectura de una limpia con huevo. La aparición de un "remolino de nubes" en la clara les advierte que se trata de un padecimiento atribuido a los *ahuaques* y canalizan al enfermo con un *tesiftero*. La biomedicina no se contempla en ningún caso.

El granicero acude a la vivienda del infante para reconocer y determinar el número de espíritus faltantes. Recurre a la adivinación, basada en el uso de granos de maíz: un método más complejo que involucra al agua como elemento central.

> Cuando yo era niña me enfermé en el manantial. Mi mamá se preocupó: "Si el doctor no halló nada, a lo mejor tendrá aire", dijo. Al día siguiente temprano salió mi papá y más tarde llegó un señor vestido como los de antes: con camisa, pantalón de manta y sombrero de paja. Mi mamá le explicó: "Mi hija está mala, la medicina del doctor no le quedó, se hinchó toda. No sabemos qué tiene". El granicero le contestó: "Búsqueme siete granos de maíz de colores: rojo, blanco, negro, amarillo, azul, pinto y rayadito. Veremos qué tiene. También traiga una gallina negra". Primero me limpió con la gallina y después agarró el maíz. Fue poniendo los granos en las coyunturas donde tenemos espíritu, desde la palma de la mano hasta llegar al corazón; en los pies y las sienes. Son siete porque soy mujer y tengo siete espíritus. Luego anunció: "A ésta se la llevaron los *ahuaques*. No tiene espíritus. Ahora traigan una bandeja de agua y echen los maicitos. Si se paran es que se va a curar; si se caen es que se la llevaron y ya no la sueltan". El señor se fue. Cuando regresó, nos dijo: "Muy bien, todos los maicitos se pararon. Ahora me los tuestan y te comes cuatro y yo tres".[59]

Cuando los maíces anuncian que el enfermo se encuentra en posesión de los *ahuaques* y la curación es factible, la terapéutica prosigue con la ubicación del paradero de los espíritus, mediante las experiencias oníricas

59 Adelaida Gregoria Rojas Xochimil, 62 años, San Jerónimo Amanalco, 29/4/2015.

del granicero. El *tesiftero* se concentra en sueños para recorrer el sistema serrano de arroyos y manantiales y determinar el lugar preciso del confinamiento: "Voy a soñar la muchacha. Me está viendo adentro del agua. Voy a saber dónde está".[60] Ubicar las coordenadas específicas del paisaje serrano, correspondientes a la visión onírica, es un proceso complejo para el granicero, dado que debe confrontar la percepción de su espíritu transformado en *ahuaque* con el punto de vista humano ordinario de la vigilia.[61] Así, el *tesiftero* contrasta la disposición de las viviendas y ciudades *ahuaques,* vistas en sueños, con la distribución de grandes rocas y amontonamientos de piedras de un lugar específico del arroyo. En la vigilia, acudirá a este enclave físico de la geografía serrana a interceder ante los *ahuaques*.

La localización del espíritu en el arroyo implica emprender una búsqueda en las viviendas de los dueños del agua. El *tesiftero* posee el conocimiento de que las piedras del arroyo constituyen —en el nivel ontológico del sueño— las casas de los *ahuaques*, a las que toca con los nudillos "llamando a la puerta". Al recorrer los arroyos, el granicero, desde el punto de vista de los espíritus, transita por los caminos y carreteras que enlazan las viviendas. A su vez, percibe en el rumor de la corriente las voces de los espíritus emitidas desde el interior del arroyo. Don Cruz, un conocido granicero de la región, refiere el proceso:

> Te acomodas para escuchar. Tienes que agacharte adentro del agua y preguntar en las piedras. Cuando le preguntas al agua si por allí hay un hermano castigado [un espíritu apresado], con los nudillos se tocan las piedras. Cuando le preguntas al agua, va a burbujear, va a tener resuello: está corriendo. Cuando el agua grita, toma más resuello, entonces se pregunta, y el agua responde: "Aquí no hay nada". Yo le contesto:

60 Cruz D., 63 años, San Jerónimo Amanalco, 15/4/2005.

61 Acerca de las experiencias iniciáticas de los *tesifteros* y la perspectiva onírica, David Lorente, "Los sueños y la mirada de los espíritus", *Artes de México. Chamanismo. Obscuridad, silencio, ausencia*, núm. 118, 2015c; Lorente, *op. cit.*, 2017.

"Con permiso". Continúo preguntando en el manantial, voy a otro lugar andando en el agua. Hay que ir despacito porque a los *ahuaques* nunca los vas a ver, sólo en sueños. No vas a hablar con ellos. Vas a hablar con el agua.

Te puedes tardar unas dos o tres horas. En el agua tienes que buscar y lo vas a encontrar, vas a obtener señas, porque donde esté el espíritu va a subir un "gurgujito". También hay insectos que lo están cuidando y que son los trabajadores de los *ahuaques*. Ellos te van a dar señas nadando y haciendo círculos en la superficie. Pero no te debes confundir, ya que en varios lugares del manantial burbujea el agua porque hay varios espíritus castigados; son personas que se enfermaron y no las curaron, no fue nadie por ellas. Yo busco sólo aquel del que estoy responsabilizado.

La curación continúa con la adquisición o confección de una ofrenda particular, que será entregada a cambio de la liberación del espíritu. Para esto, el *tesiftero* recurre nuevamente a sus experiencias oníricas:

Tengo que soñar con cuánto dinero los *ahuaques* van a dejar llevarme el espíritu: ellos calculan el precio por millones y te dan la cifra. También sueñas la ofrenda que les vas a tener que dejar ahí en el agua. Tienes que soñar todo y grabarlo en la cabeza. Si en sueños ves una charola con muñequitos de cerámica brillosos, a veces tienes que ir a buscarlos hasta la Ciudad de México. No se encuentran pronto... los venden donde hay recuerdos para boda, en esas tiendas encuentras figuras de reinas de cristal, muñequitos y carritos de cerámica, casitas o animalitos chiquitos. Otras, uno mismo tiene que fabricar la ofrenda: una torre de la luz con los cables, una pirámide, un quiosco con jardín, un palacio para la reina. Los *ahuaques* me piden también semillas y frutas especiales, caras, de calidad, que yo compro en un mercado por pares, siempre las más chiquitas: duraznos, manzanas, peras, ciruelas, mangos, naranjas y guayabas. También me piden trastecitos de barro, ollitas, cazuelitas. Todo eso se tiene que venir a dejar en los manantiales sobre una charola

> de cristal, que esté nuevecita y bonita. ¡Que cueste de 200 pesos pa'rriba, no chingaderas! ¡Pa'que sirva de medicina! Si una charola vale diez o quince pesos ¡eso no va a servir! El enfermo va a seguir así y no se aliviará.

El *tesiftero* debe colocar las miniaturas en el lugar del manantial donde localizó el espíritu del niño, siguiendo un orden preciso en el acomodo de las frutas, flores y objetos.[62] Por lo común, este lugar está marcado, para el que sabe leer las señales, con una cruz de madera fijada en el tronco de un árbol, junto al cauce del arroyo. La presencia de estas cruces permite saber, en la Sierra, dónde tiene lugar un episodio de curación: marcas topográficas de casos de enfermedad que hacen posible entrever la actividad del granicero.

> Tengo que poner esa ofrenda en un lugar escondido. Si no se puede dejar sumergida, donde corra harta agua, se buscan unas piedras grandes, se forma como una mesita y encima va la charola, de manera que el agua esté corriendo alrededor. Cuando llego al manantial y dejo la ofrenda, les platico a los *ahuaques* que les estamos entregando su regalo adentro del agua. De las frutas y semillas que se ofrecieron en la charola, les digo que venimos a comer todos juntos con ese mismo olor, como si fuese un banquete. Yo me siento allí con los *ahuaques* que son mis compadres y compartimos ese olor de los alimentos, el puro resuello, el aroma de las frutas y semillas.

Después de este acto donde el *tesiftero* en su dimensión *ahuaque* y los dueños del agua comparten el alimento de la ofrenda, se abre un tiempo de espera en el que se considera que los *ahuaques* aceptan e incorporan al

62 Esta disposición ordenada, con objetos contados (como las frutas que van en parejas), y las conversaciones con los *ahuaques*, en las que se indica, a manera de rezos, las peticiones del especialista ritual a las entidades patógenas, acercan los dones a los espíritus del agua a lo que Danièle Dehouve ha denominado un "depósito ritual" (*La ofrenda sacrificial entre los tlapanecos de Guerrero*. México, Plaza y Valdés / INAH, 2007).

mundo subacuático los objetos entregados. Entonces el granicero acude a recuperar el espíritu y conducirlo hasta el cuerpo del niño enfermo:

> Entonces, mientras los *ahuaques* reciben la ofrenda, porque eso tarda algunos días, hay que decirle a la familia: "Van a ocupar un chalán para que cuide la ofrenda y en una semana no la esté rondando nadie. No se acerquen personas, reses ni borregos porque es delicado: allí hay un regalo". Porque si alguien la llegase a tocar o romper, el paciente se enfermaría mucho más: el chalán debe vigilarla cuatro o cinco días.
>
> Por último, tengo que ir a traer el espíritu del manantial. Eso se hace llevando un muñeco hecho con la misma ropa de la persona, se deja en el suelo, se llama al enfermo por su nombre y se le pega con una vara de membrillo para que el espíritu se asuste y se meta en el muñeco. Luego con dos chalanes, uno delante y otro detrás, se trae de regreso hasta la casa del enfermo. Cuando es un caso menor, se puede traer el espíritu en la mano bien apretado hasta su casa. Entonces el muñeco se acuesta con el enfermo, a quien se le reza y se da agua bendita hasta que se recupera por completo la criatura o el niño grande. Llegan a enfermarse personas de todas las edades, aunque los niños son más sensibles y delicados.[63]

Es interesante comparar la descripción minuciosa del granicero en torno al proceso terapéutico, que revela un conocimiento sofisticado y basado en la perspectiva e iniciación del especialista, con la manera en que los nahuas serranos que acuden como testigos o ayudantes perciben lo que ocurre y lo refieren a sus vecinos:

> Si tú te acercas donde están los *ahuaques*, ten la seguridad de que te van a agarrar. Cuando se llevan el espíritu, tu cuerpo se cae, quedas inútil, enfermo y ya no reconoces nada. Un doctor no te va a curar, entonces

63 Todos los testimonios anteriores pertenecen a Cruz D., 63 años, San Jerónimo Amanalco, 15/4/2005.

tu familia busca a un granicero o granicera. Ellos te dicen: "Esta persona se acercó donde estaban los *ahuaques*". ¿Cómo saben que se acercó donde estaban los *ahuaques*? Porque se acercó donde estaban las aguas cautelosas y vio unas personas chiquitas. Entonces el granicero o granicera dice: "Déjenme preguntar dónde se vieron". Lleva a tu familia al arroyo, se queda a cierta distancia: "Aquí está, quítense todos, no quiero que se me queden viendo. Yo voy a hablar con ellos".

Ten la seguridad de que está platicando con ellos, se escucha, pero nunca vamos a entender lo que dicen, porque no sabemos qué lengua hablan. Cuando terminan de platicar, él regresa con tu familia: "Tu hijo se metió al río y quebró muchos trastes, platos, cazuelas, se acercó y pisó también su fruta miniatura: plátanos, manzanas y limones, los apachurró; no lo vio porque son invisibles". Entonces le dice a tu familia: "Quiero que compren trastes, cazuelas, tarros, comales, jarritos, platos, tejolotes, molcajetes, pero de barro y muy chiquitos, miniatura. También naranjas, plátanos, cocos, guayabas, limones. Todo eso tienen que comprar en el mercado, donde haya cosas buenas, nada podrido".

Y cuando compran todo, un costal o medio, llevan las cazuelitas y las demás cosas. El granicero dice: "A ver, quiero un cargador para que se lleve todo, hasta flores". Ya ponen las frutas y todo lo que pidió el granicero en el agua. Entonces saca el espíritu para regresarlo al enfermo. Si el granicero usó el maíz y sabe que te vas a aliviar, hace un muñeco de tu ropa: pantalón, playera, chamarra y lo acomoda bien, como un niño. Si pesa, se sabe que el muñeco lleva el espíritu. Entonces una persona más adelante advierte que el granicero viene para que todos se quiten porque va a pasar. Si hay ruido el espíritu se espanta y se regresa al río.

Al llegar a la casa del enfermo, se acuesta al muñeco con él, le reza, le da agua bendita y se alivia. Esas curaciones resultan complicadas y son caras, no cualquiera sabe, sólo esos señores que hablan con los dueños del agua.[64]

64 Adrián López Méndez, 61 años, San Jerónimo Amanalco, 14/4/2015.

Las enfermedades infantiles atribuidas al robo del espíritu en los cursos de agua resultan frecuentes en la Sierra. Ampliamente conocidas por los nahuas, transcurren al margen de la medicina institucional y bajo un estado clandestino. No obstante, ciertos episodios terapéuticos, significativos para los pobladores serranos, trascienden los contextos familiares para integrar y difundirse, como si se tratase de relatos mitológicos, a través de la tradición oral.

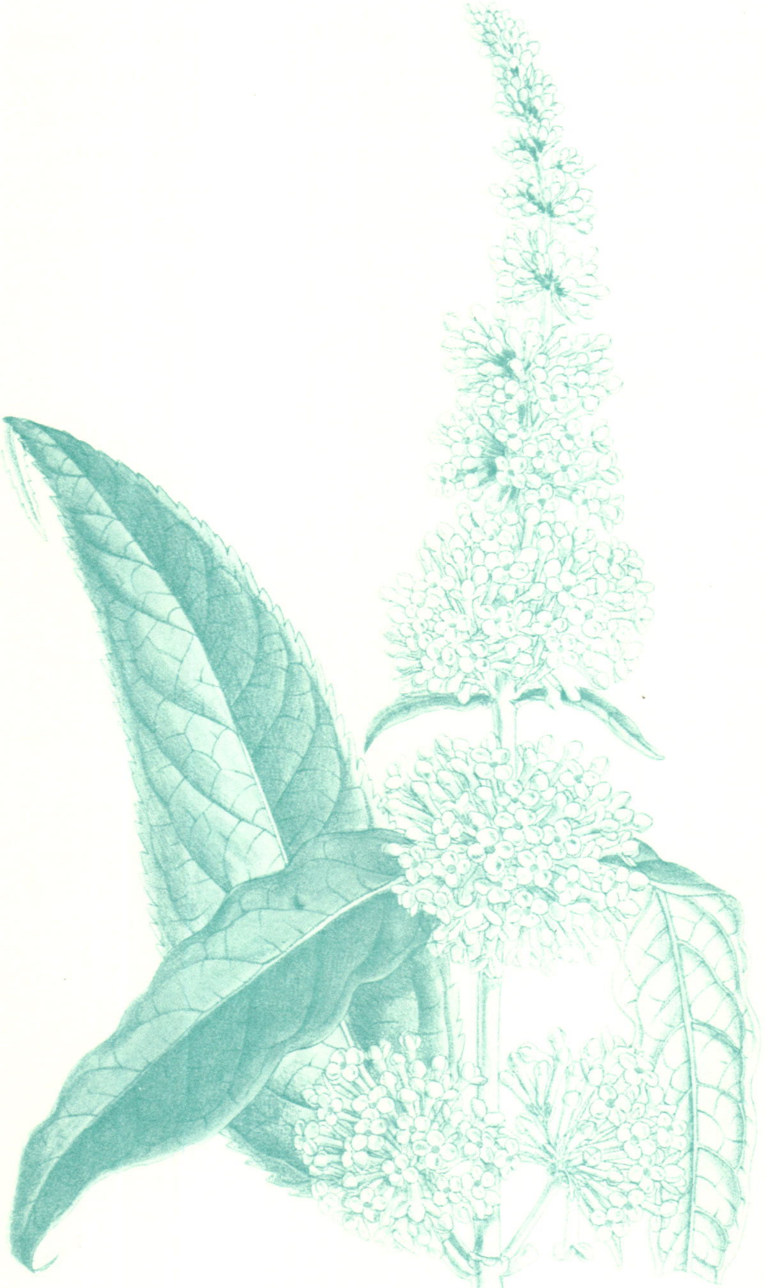

Tepozán

(*Buddleja americana* L.)

Pensar el mundo desde la medicina nahua

En la Sierra de Texcoco, el sistema de medicina tradicional coexiste con la atención biomédica de los centros de salud. Las nociones nahuas de cuerpo y persona parecen adaptarse con dinamismo a un contexto sometido a transformaciones cada vez más intensas. Por un lado, la situación registrada en Texcoco es un ejemplo de lo que sucede actualmente en numerosas regiones indígenas y mestizas de México, donde interaccionan diferentes tipos de medicina. Sin embargo, el estudio de la Sierra de Texcoco permite ver particularidades distintivas de una región en gran parte desconocida por la etnografía. La Sierra ostenta concepciones propias de las enfermedades, sus tratamientos, así como en la variedad y actuación de los terapeutas y curanderos nativos. ¿Por qué no se ha contado con información sobre la riqueza de la medicina tradicional de una región tan cercana a la Ciudad de México? Quizá el vacío de información derive del aspecto aculturado que, a primera vista, suscita la Sierra en el visitante ocasional —los antropólogos tienden a elegir regiones de indianidad más manifiesta— y de que los escasos etnógrafos que han trabajado en la zona han dirigido su atención a los aspectos socioculturales más visibles, como las festividades públicas, los sistemas de cargos o las formas locales de gobierno. Así, éste es el primer estudio acerca de la medicina tradicional en la región: un ejercicio de rescate etnográfico y un análisis minucioso del caleidoscopio que combina nociones, prácticas, tratamientos domésticos y especialistas indígenas en un contexto dominado, en apariencia, por la presencia de la biomedicina. La metodología etnográfica ha permitido captar la interacción y características de este sistema médico tradicional enfatizando el punto de vista de la población serrana.[1]

En el encuentro de sistemas médicos, diferentes miradas se cruzan en función de quién sea el sujeto involucrado. Desde la perspectiva del personal sanitario, la única medicina verdadera es la hospitalaria; sus representantes no se muestran interesados en dialogar ni colaborar con otros modelos médicos y existe una continua desacreditación hacia el papel de la medicina indígena y los terapeutas tradicionales. Las madres de familia, por su parte, constituyen la intersección entre ambos sistemas médicos, como se manifiesta en las decisiones e itinerarios curativos cotidianos. A su vez, los terapeutas indígenas contemplan la biomedicina de manera ambivalente: le atribuyen legitimidad al afrontar enfermedades físicas o materiales, pero frente a las afecciones culturales niegan su capacidad diagnóstica, desacreditan su eficacia terapéutica y recurren a ella de manera complementaria para tratar en ocasiones los efectos corporales de una enfermedad espiritual.

No obstante, pese a la relativa tolerancia y aceptación que pacientes y terapeutas indígenas conceden a la medicina institucional, en la

1 Las dinámicas de trabajo en las comunidades serranas se inspiraron en M. Hammersley y P. Atkinson, *Etnografía. Métodos de investigación*. Barcelona, Paidós, 1994; H. Velasco y Ángel Díaz de Rada, *La lógica de la investigación etnográfica*. Madrid, Editorial Trotta, 1997; Rosana Guber, *La etnografía. Método, campo y reflexividad*. Buenos Aires, Siglo XXI, 2011; Francisco Ferrándiz, *Etnografías contemporáneas. Anclajes, métodos y claves para el futuro*. Barcelona-Ciudad de México, Anthropos / UAM-Iztapalapa, 2011. Un análisis del desarrollo de la observación participante, las entrevistas, genealogías, historias de vida y cuestionarios infantiles, así como de los interlocutores, figura en David Lorente, "Trayectoria metodológica de una investigación etnográfica en México", *Revista Española de Antropología Americana*, núm. 40, vol. 1, 2010a, pp. 85-110.

Sierra las concepciones nahuas acerca del cuerpo y la persona son un referente para lograr comprender las "enfermedades modernas" introducidas por la biomedicina. Los serranos, mediante una asimilación conceptual, entienden y se apropian de las categorías nosológicas de la biomedicina adecuándolas a los parámetros de su cultura. El procedimiento lógico consiste a menudo en identificar los síntomas principales que caracterizan a una afección biomédica, considerar a qué enfermedad cultural corresponden, y establecer una identificación entre ambos tipos de enfermedades. Coherentes con este procedimiento cognitivo, realizan lecturas en sus propios términos. Así, lo que la medicina clínica denomina presión alta o baja, claustrofobia, vitíligo, Alzheimer y mal de Parkinson, para la medicina tradicional constituyen manifestaciones del susto o espanto severo que afectan al corazón del enfermo; la hiperactividad infantil se considera una consecuencia del mal de ojo padecido por los niños; la presencia de lipomas o artritis reumática pueden encubrir un *xoxal* o daño por brujería mal diagnosticado, y el dictamen de muerte infantil por pulmonía o asfixia ocultar la succión de sangre practicada por la bruja *tlahuepochi*; o la depresión infantil ser la manifestación más evidente de la tiricia.

La vigencia de la cosmología y nosología nativas se manifiesta en este despliegue de exégesis y relecturas locales de los males biomédicos. El modelo terapéutico nahua revela una impermeabilidad frente al paradigma clínico de los centros de salud, pese a que los principios de la biomedicina se legitiman y refuerzan a diario con los discursos cientificistas transmitidos en las escuelas y los medios masivos de comunicación. Esta manera de ver el mundo a través de la concepción nahua del cuerpo y la persona se plasma en los testimonios de enfermos, madres o curanderos recogidos a lo largo del libro.

Las enfermedades indígenas presentes en la vida cotidiana sólo pueden recibir atención de la medicina tradicional nahua: susto o espanto, caída de mollera, mal de ojo, chincual, empacho, coraje, alferecía, tiricia, *xoxal*, agresiones de brujas *tlahuepochis*, mal aire, enfermedades de los espíritus del agua, etcétera. Con amplio reconocimiento entre la población serrana, estos males confirman que la terapéutica indígena no representa un mero vestigio folclórico de un pasado ya extinto o anacrónico con respecto al mundo contemporáneo. El sistema de la medicina tradicional continúa vigente, generando creativas adaptaciones y recreaciones en el contexto cambiante de la globalización. La medicina tradicional indígena no es conservadora ni estática. Es un sistema dinámico que permite la continua adaptación y asimilación de nuevos conceptos y prácticas curativas. Sólo debería ser entendida como "tradicional" en lo que respecta a la lógica interna o sistema de pensamiento que la rige.[2]

Por su parte, la terapéutica familiar no constituye un ámbito disociado de la medicina tradicional. Ambas comparten un marco conceptual que vincula a madres y curanderos. De forma constante transcurre un diálogo activo, aunque de carácter tácito, entre los conocimientos populares y el saber de los especialistas nativos. Por un lado, ciertas prácticas de salud, mecánicas o inspiradas en el simbolismo ritual —como las que intervienen al tratar el susto y la tiricia— se retoman y emplean en el hogar; por otro, en las viviendas, parientes y ritualistas atienden al niño simultáneamente, desdibujándose las fronteras entre ambas categorías de medicina. De esta manera, muchos de los conocimientos sofisticados sobre el cuerpo y la persona no resultan privativos de los terapeutas indígenas, y dentro de los hogares la medicina doméstica contribuye activamente a dinamizar y transmitir de una generación a otra la cosmología y las concepciones nahuas de salud y enfermedad.

Un ejemplo destacado es el saber mitológico que las madres obtienen de los curanderos que, junto al conocimiento cosmogónico, alberga

2 El curandero "es un individuo cosmopolita por naturaleza, constantemente al acecho de ideas nuevas y de modas metafísicas, [que] se esfuerza por romper el aislamiento étnico y lingüístico con un gran tráfico de metáforas e imágenes", Philippe Descola, *Las lanzas del crepúsculo. Relatos jíbaros. Alta Amazonia*. Buenos Aires, Fondo de Cultura Económica (FCE), 2005, p. 316.

importantes saberes médicos. Esta mitología explica las enfermedades serranas y sus causas en relación con acontecimientos fundacionales del pasado que produjeron la configuración del mundo de hoy. Así, un mito destacado en la tradición nahua serrana —el origen del Sol y de la Luna, Tonalquintli y Mexquintli— explica la causa de afecciones infantiles vinculadas con erupciones en la piel:

> Si no existiera Dios, no existiríamos los seres humanos; el mundo sería oscuro, sin luz. Los grandes reyes-dioses de aquel tiempo ayudaron a Dios en su obra, para que los astros brillaran en el cielo. Había entonces dos reyes. Uno era orgulloso, imponente. El otro era más humilde y tenía granitos en la cara. El imponente se reía del rey humilde. Y Diosito dijo: "Tú vas a ser la Luna, tú vas a ser el Sol". El rey orgulloso gritó: "¡Pero por qué! ¡Yo soy el rico, yo soy el bueno! ¿Cómo voy a ser la Luna?". Dios le dijo al rey humilde: "Tú, 'granujadito', tú vas a ser el Sol, por eso tienes así el rostro. Eres pobre, pero serás el Sol". Tuvieron que hacer lo que Dios ordenaba: "Obedezcan, hagan lo que les voy a pedir. Preparen una hoguera grande, muy grande". Entonces Dios le dijo al rey orgulloso: "Tú primero. Si quieres ser el Sol, métete a la hoguera". Empezó a correr y a la orilla de la hoguera dijo: "No, yo no". Entonces el rey pobrecito, el granujadito, fue el valiente que, sin pensarlo, corrió y se aventó a la hoguera. El rey orgulloso tomó valor: "Si él, que es pobre, se echó a la hoguera, ¿por qué yo no?". Corrió hasta arrojarse al fuego. En ese instante, un águila salió de la hoguera trayendo en el pico una moneda dorada que brillaba resplandeciente y subió al cielo; por eso es el Sol. El otro rey salió convertido en un tigre que daba grandes saltos y traía una moneda plateada: era la Luna. Así, Dios vio que los reyes lo obedecieron. Por eso ahora a los niños, cuando hay mucho sol, les salen en la cara granitos. También el sarampión y la varicela son de calor, porque el Sol es el granujadito.[3]

---

3 Adelaida Gregoria Rojas Xochimil, 62 años, San Jerónimo Amanalco, 29/4/2015.

El mito de creación es también etiológico: atribuye al Sol, como causa última, la aparición de una serie de afecciones epidérmicas ligadas al exceso de calor: granitos, varicela y sarampión. Éstas se identifican con la fisonomía facial del rey-dios que, tras arrojarse en la hoguera, se transformó en Sol.[4] Si se expone en exceso a su influencia, el niño adquiere las características distintivas de la deidad solar. Más allá de la información explícita del mito, la narración sugiere correspondencias simbólicas entre el calor, el sol y el color rojo (varicela, sarampión), así como entre una valoración positiva del Sol y negativa de la Luna, denominada tigre, es decir, jaguar, *tecuani*: devorador. Mientras el Sol constituye el elemento necesario para la maduración del cuerpo humano y se vincula con el otorgamiento del alma y la energía vital, caliente y luminosa —aunque en ocasiones pueda producir enfermedad—, la Luna es una entidad potencialmente peligrosa que puede devorar partes del feto durante el proceso de gestación: dedos, pies o boca de la criatura, provocando labio leporino. Mediante una narración cosmogónica, diferentes nociones del sistema de medicina indígena de Texcoco son transmitidas en los hogares de generación en generación, sin que actúe una intención deliberada, como una consecuencia tangencial del hecho de "contar historias". La transmisión opera debido a que el mito establece correspondencias entre diferentes ámbitos del universo: el macrocosmos (dioses, astros) y el microcosmos (síntomas, afecciones), permitiéndole al oyente descubrir una red de analogías. De esta manera, la transmisión de la medicina nahua se adscribe a una lógica de pensamiento acorde con lo que Philippe Descola denominó una ontología analogista.[5]

4 Una versión clásica del mito entre los antiguos nahuas figura, entre otras fuentes, en fray Bernardino de Sahagún, *op. cit.*, 1999, lib. VII, cap. II, pp. 432-433.

5 Philippe Descola, *Más allá de naturaleza y cultura*. Buenos Aires, Amorrortu, 2012 [2005], pp. 301-343.

La medicina doméstica presenta una escasa visibilidad. Sin embargo, esta terapéutica manifiesta una estructura ordenada y en ocasiones jerarquizada. Focalizada en la figura materna, involucra una participación diferencial de personas, en especial mujeres de varias generaciones: abuelas, vecinas experimentadas que actúan como terapeutas, parientes rituales o madrinas, así como hombres y niños del grupo doméstico, vecinos anfitriones o incluso el sacerdote del pueblo. Como se vio, lo que distingue a la terapéutica familiar de la medicina tradicional no son tanto sus conceptos y prácticas, sino que en su *modus operandi* destaca la primacía de las relaciones sociales. El proceso terapéutico aúna la interacción de distintos sujetos y la participación colectiva como rasgo constitutivo para propiciar la curación. Las secuencias y tiempos de la medicina familiar suelen vincularse con personas distintas, cuyas acciones combinadas convergen en el niño enfermo.

Esta presencia de las relaciones sociales en la terapéutica preside también la etiología, pues las causas de la afección son a menudo vinculadas con diversos tipos de relación social: la envidia o resentimiento ajeno con el mal de ojo, *xoxal* y la agresión de las brujas *tlahuepochis*; el exceso de interacción de adultos y niños con la caída de mollera; la soledad, aislamiento o ausencia prolongada de compañía con la tiricia. En las agresiones de los espíritus del agua, la concepción social de la enfermedad se aprecia de manera paradigmática: lo que los nahuas definen como afección, para los *ahuaques* constituye un intento por obtener parientes como cónyuges o hijos apresando espíritus humanos para albergarlos en el mundo del agua, y enfermando en consecuencia el cuerpo de la víctima. Pese a que la dimensión social de la enfermedad y su tratamiento constituye una característica general de la terapéutica nahua, en la medicina doméstica este aspecto se torna explícito y se manifiesta en las conversaciones cotidianas.

TERAPEUTAS INVISIBLES

La Sierra de Texcoco presenta una situación análoga a la descrita por Jacques Galinier entre los mazahuas del Estado de México. Sometidos a un continuo proceso de cambio económico y laboral, éstos habrían derivado en "campesinos-proletarios urbanos". Sin embargo, para Galinier la tesis de la "no indianidad mazahua" es insostenible. Resalta que, pese a la pérdida de diferentes expresiones visibles de su cultura, "los mazahuas se afirman aún hoy día como un bloque masivamente indígena, ubicado a las puertas mismas de la capital mexicana". Es un principio velado, difícilmente observable, en el que, según el autor, reside la condición indígena que los distingue de las poblaciones vecinas, plasmando un modo de ser y estar en el mundo: el sistema cosmológico.[6]

Lo que en la Sierra de Texcoco se mantiene soterrado y ajeno a los códigos visibles es el sistema conceptual nahua en torno a las nociones de cuerpo y persona involucrado en los procesos de salud, enfermedad y curación. De manera significativa, los especialistas indígenas que actúan guiados por estas nociones resultan a menudo tan invisibles y difíciles de percibir como aquéllas.[7]

Las poblaciones de la Sierra comparten una serie de rasgos que las identifican como región. Buena parte de los habitantes se dedican

6 Invisible en un contexto dominado por la urbanización y la modernización, este sistema cosmológico se sustenta en un imaginario del sacrificio entendido como lógica que anima la totalidad de los fenómenos del cosmos, explicando los procesos de muerte y de vida. "De manera casi ontológica, el sacrificio es, desde la perspectiva mazahua, una realidad inscrita en el orden del mundo" (Jacques Galinier, "El depredador celeste. Notas acerca del sacrificio entre los mazahuas", *Anales de Antropología*, vol. 27, 1990b, pp. 251-267).

7 La dificultad de apreciar las nociones nahuas y sus terapeutas corre paralela a la "invisibilidad" institucional de esta medicina, como hicieron notar dos autores clásicos, Xavier Lozoya y Carlos Zolla (eds.), *La medicina invisible: introducción al estudio de la medicina tradicional en México*. Ciudad de México, Folios Ediciones, 1983.

a la venta de flores y a la música profesional en las ciudades cercanas. Existe lo que podría denominarse como endogamia regional: mujeres y hombres contraen matrimonio con personas del mismo pueblo o de las comunidades vecinas. En la región se habla, aunque cada vez menos, la misma variante de la lengua náhuatl, y existe una tradición de visitas recíprocas entre pueblos durante las fiestas patronales. A su vez, el sistema de regadío constituye un elemento definitorio de la Sierra en tanto región, que se remonta a la figura del *tlatoani* Nezahualcóyotl, quien concibió el diseño de canales y acueductos. Por último, destaca un pasado histórico compartido que los serranos esgrimen para mostrar sus diferencias con la zona de la llanura. En este contexto, el complejo de la medicina indígena representa también un sistema regional.

El complejo terapéutico serrano presenta una serie de características distintivas que lo distinguen de otras configuraciones existentes en el país. Desde una perspectiva geográfica, presenta tres niveles o escalas de atención terapéutica. En el primer nivel, un tipo de curanderos locales, cuyo campo de acción abarca cierta zona de un pueblo: vecinas curanderas y terapeutas con un restringido ámbito de influencia. En el siguiente nivel están los curanderos que podrían denominarse comunitarios, pues brindan servicio a la totalidad de una población e incluso reciben pacientes de comunidades aledañas. En tercer lugar, ciertos terapeutas itinerantes ejercen su labor desplazándose por otras localidades serranas, aunque finquen su residencia en un pueblo concreto. Los terapeutas que habitan en poblaciones externas a la Sierra, a menudo, difieren en sus concepciones acerca de las afecciones culturales y sus tratamientos, marcando los límites regionales del sistema terapéutico.

Los curanderos serranos comparten procedimientos en torno a su desempeño. Son terapeutas que ejercen su dedicación a tiempo parcial, combinando su labor curativa con actividades económicas diversas: cría de animales, cultivo de la milpa, albañilería, venta de arreglos florales, etcétera. Su desempeño terapéutico depende de factores como la presencia de pacientes, los compromisos familiares y comunitarios o el ceñir sus labores al ciclo productivo. Por contrapartida, su atención suele carecer de horario, recibiendo consultas durante las horas nocturnas. En todos los casos, los especialistas cobran por sus servicios un pago en dinero, que oscila de acuerdo con la gravedad del padecimiento, la complejidad de la terapia o el estatus y prestigio personales.[8] Sin embargo, esta remuneración no debe entenderse dentro de una lógica mercantil o una instrumentalización económica de sus habilidades curativas. Hasta hace algunas décadas, la prestación tenía lugar en especie, en forma de animales domésticos o productos de la cosecha. El pago es un acto de reciprocidad por el esfuerzo invertido en la curación y expresa la retribución o "agradecimiento" del paciente. En ocasiones, el pago puede ser sustituido por una cantidad arbitraria, "la voluntad", cuando existe una relación de compadrazgo o amistad prolongada entre curandero y paciente. Todos los terapeutas cuentan con un lugar destinado a la curación: el espacio doméstico situado frente a su altar, un cuarto o un consultorio en su vivienda. En ciertos casos, como el de los *tesifteros*, parte de los procedimientos terapéuticos transcurren al aire libre, en lugares de la geografía serrana ligados con el agua o en la propia vivienda del paciente.

Entre los distintos curanderos destacan las relaciones de rivalidad, plasmadas en comentarios orientados a descalificar a quienes comparten sus especialidades terapéuticas. Con frecuencia, se acusan unos a otros de desconocimiento, errores en el tratamiento o incluso del fallecimiento de algún paciente. La competencia explica la ausencia

8 La serie de tres limpias contra el mal de ojo, realizada por una partera, se fija en cuarenta pesos, mientras que el proceso terapéutico destinado a restituir el espíritu de un niño agredido por los *ahuaques* puede alcanzar los tres mil o incluso más (tarifas de 2018).

de asociaciones serranas de curanderos que persigan lograr el reconocimiento institucional de su papel como agentes de importancia social en la restitución de la salud.[9] Una organización de curanderos resultaría contradictoria con el carácter antagónico, e incluso hostil, que manifiestan entre sí buena parte de los terapeutas. Salvo *tepatique* y parteras, su presencia en los pueblos no suele ser notoria: es en el trascurso de la vida cotidiana cuando se manifiestan estos curanderos invisibles.

Entre los terapeutas nahuas se insinúa una suerte de jerarquía curanderil. El estatus se vincula con distintos atributos: el aprender el oficio o recibirlo por elección divina; la naturaleza del don y el tipo de entidades ante las que intercede; la complejidad y riesgo de las afecciones que cura, así como la fuerza personal que manifiesta y que se traduce en eficacia terapéutica. Paradójicamente, a mayor nivel de estatus en la jerarquía, mayor tiende a ser la invisibilidad social de un terapeuta. Esto se debe a su condición ontológica ambigua, pues la fuerza personal puede dirigirse tanto a la curación como a la brujería, y a las consecuentes relaciones ambivalentes con su comunidad. Como escribe Johannes Neurath, "sería una simplificación plantear un dualismo maniqueísta entre curanderos bienintencionados y brujos o hechiceros malvados".[10] Pareciera que, cuanto más apto para el maleficio sea un ritualista, más eficaz sería también su desempeño en la curación, por lo que no sorprende que se le valore y tema al mismo tiempo. La jerarquía serrana incluye, por orden de estatus, a hueseros, sobanderos, curanderos *tepatique*, parteras, brujas *tlahuepochis*, brujos *tetlachihuique* y graniceros.

Por lo común, los terapeutas presentan estigmas corporales ocultos que acreditan la posesión de un don o condición ontológica particular

9 Como sucede, por ejemplo, en otras regiones de México, donde los curanderos forman asociaciones o colaboran en hospitales integrales (Campos Navarro, *op. cit.*, 2016a; Zolla, *op. cit.*, 2011; Fagetti, *op. cit.*, 2004).

10 Johannes Neurath, *La vida de las imágenes. Arte huichol.* México, Artes de México / Conaculta, 2013, p. 116.

con la que nacieron y que los faculta para ejercer la curación. Al narrar sus experiencias iniciáticas, estas marcas se le revelan a veces al paciente como una credencial de elección divina frente al mero aprendizaje empírico. Parteras y curanderos *tepatique* pueden ostentar en las muñecas una cruz hecha por las venas como señal del don. Algunos *tesifteros* lucen en su cuerpo la marca que dejó impresa la descarga del rayo o esgrimen en su mano derecha "las estrellas del mar", diseño de líneas que revela su predisposición innata a interceder ante los *ahuaques*, puesto que el océano se vincula con los espíritus del agua. Los brujos *tetlachihuique* poseen mirada intensa o enrojecida, así como marcas corporales, y las brujas *tlahuepochis* cabellos revueltos o afecciones en las piernas. A los terapeutas de mayor fortaleza anímica se les atribuye un corazón "recubierto de pelo", indicio de una suerte de humanidad anómala, de naturaleza inusual, ajena al común de los nahuas.

Es importante indicar que, aunque los terapeutas enfatizan poseer un don recibido de la entidad espiritual que los reclutó, o haber nacido con él y no haber elegido con premeditación el oficio de curar, la mayoría posee parientes que ejercieron la curación. El aprendizaje formal o la herencia familiar que propician la transmisión de conocimientos o prácticas no son destacados y con frecuencia se omiten, saliendo a la luz en sus genealogías e historias de vida.

Las experiencias oníricas juegan en todos los casos un papel destacado en su adiestramiento. Visitar el mundo-otro en forma de espíritu durante el sueño se considera un requisito tanto para el aprendizaje como para ejercer la intercesión ante los seres que confirieron el don. El saber se obtiene de las entidades espirituales con las que interactúa el terapeuta, quienes se lo transmiten en sueños. A su vez, el sueño se presenta como el espacio-tiempo óptimo para el desarrollo de cierta visión particular, derivada de la exteriorización del cuerpo anímico interno. Los terapeutas deben aprender con los ojos del espíritu, captando un punto de vista afín al del ámbito cósmico en que se hallan o al ser en que se transforman. Así, las parteras ven flores, que corresponden con niños no nacidos; la bruja *tlahuepochi* percibe alimento y no niños de pecho y los *tesifteros* distinguen caminos y carreteras donde un nahua ve manantiales. El ritualista toma el punto de vista del ser que lo reclutó.[11] De esta manera, como escribe Pitarch, "el conocimiento es inspirado por el mundo-otro: no es resultado de la instrucción formal y regulada [...]. Se trata de una actividad completamente individual. No hay escuelas de chamanes".[12] Un *tesiftero* explicó: "Nadie me enseñó. Yo sueño". Los terapeutas de Texcoco conciben absurda la idea de un manual o un libro escrito donde todos los curanderos pudieran obtener el mismo conocimiento estandarizado, o un neófito aprenderlo ahí. Para que sea eficaz, el saber debe ser personal. La diversidad y la variación es inherente al conocimiento y parte de la comunicación directa con seres del mundo-otro. "Cada terapeuta es diferente", se dice. Si un saber homogéneo no se tiene por legítimo, tampoco la práctica está del todo estereotipada. Ciertas reglas guían la realización de una cura: movimientos prescritos, ingredientes afines, numerología compartida, etcétera. No obstante, se cultiva la creatividad e innovación porque, más allá de una lógica cultural compartida, no existe un dogma rígido al que los distintos terapeutas deban sujetarse. A partir de lo recibido en sueños, los curanderos esgrimen sus procedimientos distintivos —cierta técnica al curar el susto o llamar a los espíritus— como un sello personal de eficacia probada, que los identifica frente a otros terapeutas.

11 La asimilación de la perspectiva de la deidad o entidad reclutadora o que le confirió el don puede entenderse a la luz de las propuestas de Eduardo Viveiros de Castro, *Metafísicas caníbales*. Buenos Aires, Katz, 2010. En Texcoco, el especialista ritual, durante su iniciación, adquiere el poder de la "doble visión": ver el mundo ordinario desde la perspectiva de los nahuas legos, y el mundo-otro desde el punto de vista de las entidades que lo habitan, lo que conduce a una suerte de duplicidad ontológica. Por lo común, estas dos miradas o perspectivas se corresponden, respectivamente, con la vigilia y el sueño.

12 Pedro Pitarch, *La palabra fragante. Cantos chamánicos tzeltales*. Ciudad de México, Artes de México / Conaculta, 2013, p. 20.

Los curanderos serranos e incluso las madres en sus labores terapéuticas suelen partir de un principio común: quien verdaderamente cura son las entidades espirituales o divinas a través de su persona. La terapéutica tiene lugar en la conjunción entre ambos: la Virgen patrona de las parteras, Dios o los espíritus del agua participan de un proceso curativo que resulta de las acciones de ambos seres: curandero y deidad. Curar, en la Sierra, depende tanto del terapeuta como de la entidad que lo instituyó, o a la que, como en el caso de las madres, se encomendó. Esto se refleja también en la noción de don, que no se piensa como un poder recibido de una vez y para siempre, sino como un vínculo que se debe actualizar continuamente. El don es una relación inestable entre seres-otros y terapeuta que se afianza con rezos y ofrendas donadas por el ritualista, y sueños y asistencia brindada por las deidades. Como la curación, es cuestión de dos. La noción de "coactividad", acuñada por Perig Pitrou,[13] que refiere el acto por el que cierto proceso es propiciado u obtenido mediante la coordinación entre varios sujetos, corresponde a la situación descrita en la Sierra.

Curar tiene varios objetivos, además de eliminar la enfermedad. Curar es un acto multidimensional, que aleja lo nefasto y atrae lo fasto. Sanar la enfermedad y purificar al enfermo es el objetivo de las distintas limpias que capturan el mal para eliminarlo recurriendo a los perros, el fuego o el agua del río. La protección busca el restablecimiento del paciente y evitar recaídas o nuevas agresiones. La fuerza del enfermo aumenta mediante dietas, exposición al calor, ropa roja o baños al mediodía, "cuando el sol está sobre la cabeza y da más calor y energía". La terapéutica constituye lo que Danièle Dehouve ha llamado "un ritual integral que asocia la expulsión del mal con la purificación, la protección y la obtención de fuerza y de vida".[14] En Texcoco se bus-

13 Perig Pitrou, "Life as a process of making in the Mixe Highlands (Oaxaca, Mexico): towards a 'general pragmatics' of life", *Journal of the Royal Anthropological Institute*, vol. 21, núm. 1, 2015, pp. 86-105.

14 Danièle Dehouve, *Antropología de lo nefasto en comunidades indígenas*. San Luis Potosí, El Colegio de San Luis, 2016, p. 91.

ca curar, pero también prosperidad, una noción de salud más amplia y compleja que la occidental: poseer fuerza y calor, alegría, fertilidad, buena suerte, riqueza material, capacidad de trabajo y bienestar social reflejado en numerosos parientes y vínculos familiares.

En todos los casos, curar es un oficio arriesgado: el ritualista se pone en peligro porque la enfermedad puede caer en él o su espíritu ser apresado al recuperar el del enfermo. Varias afecciones suponen actos de depredación: el "daño" del *tetlachihui*, la succión de sangre de la *tlahuepochi*, la captura por los *ahuaques* y el mal de ojo o *xoxal* implican agresión corporal, rapiña del espíritu o extracción de sustancias vitales. En estos casos, enfermedad y terapéutica nahua se vinculan con la importancia de la depredación, *razzia* o rapiña en la cosmología serrana, cuya lógica rige en ocasiones las relaciones del mundo-otro con los pobladores.[15] Los seres del cosmos resultan en ocasiones hostiles. En consecuencia, la curación implica combatir la agresión predatoria.

En cuanto a la división entre especialidades médicas, ésta no resulta tan definida como podrían insinuarlo las diferentes denominaciones para los terapeutas. Un ejemplo es el de las parteras. En un principio, las *zohuapatique* centran su campo de acción en el tratamiento de las mujeres embarazadas y la atención de enfermedades infantiles. Sin embargo, constituyen *stricto sensu* terapeutas que asimilan diversas especialidades gracias a las cuales llegan a sustituir a otras categorías de sanadores. En su cotidianidad, las parteras ejercen de sobanderas y hueseras incorporando los conocimientos y técnicas de estos especialistas con notable destreza. Un aspecto que pasa inadvertido es su atención a la población masculina: en la Sierra, las parteras tratan numerosas afecciones y accidentes físicos de los hombres que trabajan como obreros o albañiles en las ciudades cercanas, y que regresan a sus

15 David Lorente, *La razzia cósmica*, *op. cit.*, 2011. Esta lógica de la depredación hace pensar en las ontologías animistas descritas por Descola (*Op. cit.*, 2012 [2005], pp. 119-220).

casas con lesiones de diversos tipos. A su desempeño como sobanderas y hueseras suman su conocimiento amplio del cuerpo humano, brindando una atención global que incluye la cura de afecciones reproductivas masculinas. A su vez, la complejidad terapéutica de las parteras lo ilustran los casos de dos *zohuapatique* serranas (ya fallecidas) que realizaban prácticas de brujería, a las que cabría denominar "parteras-brujas", reuniendo especialidades que podrían parecer contradictorias. En su desempeño, ciertas parteras operan también como una suerte de enfermeras adiestradas en el repertorio de nociones, modelos y remedios del ámbito biomédico, que dominan instrumental —pinzas, tijeras, guantes, gasas, vendas, algodones— y discursos del mundo médico-científico. Aunque desde hace décadas distintos programas estatales y políticas públicas han buscado transformar a las parteras en auxiliares técnicas del personal sanitario, mediante un proceso gradual de incorporación al sistema biomédico de salud,[16] la situación registrada en la Sierra revela la complejidad de estas especialistas nativas y la dificultad de análisis que presenta el fenómeno.

El sistema terapéutico indígena ha experimentado diversas transformaciones en los casi veinte años transcurridos desde el inicio de esta investigación. Entre ellas, cabe indicar tanto la vigencia de las nociones y lógicas nahuas como la reconfiguración de ciertas dinámicas terapéuticas.

Por un lado, la frecuencia en el padecimiento de enfermedades culturales infantiles manifiesta una percepción del funcionamiento del organismo distinta de la promovida por los centros de salud, que revela la plena actualidad de las nociones nahuas de cuerpo y persona.

16 Una de las más recientes medidas gubernamentales en este sentido es la "Norma Oficial Mexicana NOM-007-SSA2-2016 para la atención de la mujer durante el embarazo, parto y puerperio, y de la persona recién nacida" [publicada en el Diario Oficial de la Federación: http://www.dof.gob.mx/nota_detalle.php?codigo=5432289&fecha=07/04/2016]. En ella se acepta la labor de la partera siempre y cuando abandone prácticas y saberes tradicionales, no biomédicos, y se desempeñe como una "partera técnica".

Aunque ciertas prácticas relacionadas con el tratamiento ritual de la placenta y el ombligo parecen haber disminuido, las prevenciones y cuidados maternos o efectuados por curanderos resultan centrales para la salud de los niños.

Por otro lado, si bien es cierto que en la Sierra se asiste a un proceso creciente de "desaparición de temazcales debido a la urbanización de los pueblos", como señalan algunos vecinos, no debería asumirse que esto implique necesariamente la disolución de las concepciones indígenas y la medicina tradicional. Como se constata en las dinámicas de la vida cotidiana, un único temazcal puede brindar servicio a un gran número de vecinos, y el valor de "cocer" la leche materna resulta independiente de la existencia del baño de vapor. A su vez, las viviendas de estilo urbano, el auge de la telefonía celular y la generalización de Internet no impiden a los serranos mostrar su preocupación por que la tiricia es hoy una enfermedad infantil "tan frecuente como en el pasado". En gran parte, es el sistema de la medicina tradicional el que permite incorporar y entender los cambios, y no a la inversa: el saber de los terapeutas opera como mecanismo que asimila e interpreta, en términos nahuas, parte de las perturbaciones sociales y fenómenos exógenos a la tradición serrana. Como indica Galinier: "las prácticas terapéuticas constituyen los medios privilegiados de reforzamiento periódico de la identidad étnica en las manifestaciones de desorden social. Tan críticos como pueden ser respecto a la tradición indígena, los individuos más aculturados conservan (abierta o secretamente) una confianza ciega en los procedimientos mágicos de las sesiones chamánicas incluso si, además, acuden a practicantes de la medicina occidental".[17]

---

17 Jacques Galinier, *La mitad del mundo. Cuerpo y cosmos en los rituales otomíes*. Ciudad de México, Universidad Nacional Autónoma de México (UNAM) / Centro de Estudios Mexicanos y Centroamericanos (CEMCA) / Instituto Nacional Indigenista (INI), 1990a, p. 158.

En cuanto a los terapeutas indígenas, pareciera mantenerse constante el número de curanderos *tepatique*. Las parteras experimentan una recesión: quienes hoy ejercen como tales son mujeres mayores sin una clara continuidad generacional. Influye, además, que sean las terapeutas indígenas más susceptibles de ser afectadas por las políticas públicas de salud, frente a otros curanderos que ejercen al margen del control institucional. A su vez, la situación de competencia directa entre médicos y parteras las convierte a menudo en sujetos de desprestigio. La situación de los graniceros es difícil de determinar: su número es considerablemente menor que en el pasado (hacia 1970, por ejemplo, el promedio era de tres a cinco *tesifteros* por comunidad), pero a la vez se registran iniciaciones recientes en jóvenes de la Sierra. Sus actividades rituales han experimentado una polarización: sus funciones de conjurar el granizo y pedir la lluvia parecen haber disminuido en favor de las actividades terapéuticas, hoy su labor principal, por lo que se habla a menudo de "graniceros-curanderos". No obstante, su número restringido parece compensarlo el carácter itinerante por el que algunos de estos ritualistas cubren un amplio radio de influencia terapéutica en la geografía serrana. Brujos *tetlachihuique* y brujas *tlahuepochis* resultan frecuentes, a juzgar por los testimonios de distintos pobladores y de otros ritualistas.

La situación terapéutica se complejiza en ciertos pueblos serranos, como San Jerónimo Amanalco donde, al menos hace tres generaciones, hay espiritualistas trinitarios marianos. A partir de su doctrina, y organizados en templos, brindan atención a padecimientos culturales en días establecidos. Pese a que sus nociones difieren de las concepciones indígenas, los espiritualistas han ido absorbiendo el tratamiento de afecciones infantiles que, en la medicina indígena, requieren de ritualistas específicos. Rechazan la terapéutica nahua y sus rituales distintivos, pero recurren a limpias efectuadas con "bálsamo".[18] Los tem-

18 El caso de un curandero espiritualista de San Jerónimo es ilustrativo: trabajó varios años en el pabellón de madera de un templo, curando de ocho de la ma-

plos atienden males como alferecía, tiricia, susto, brujería o incluso afecciones atribuidas a los *ahuaques* (entregando simultáneamente ofrendas en el interior del templo y en el manantial). Los curanderos indígenas suelen desconfiar de estas prácticas y evitan los templos. Una *tepatiqui* explicó: "Los hermanos rezan; yo hago las cosas. A los enfermos un rezo no les cura, se necesita sanarles su cuerpo". Los pacientes son, principalmente, fieles al espiritualismo, y acuden al templo cada semana. Los enfermos de los terapeutas indígenas manifiestan incomodidad con la terapia colectiva y pública de los espiritualistas, frente al carácter individual y reservado que rige la medicina nahua, que no requiere además de una adscripción o adhesión a un dogma y rutina de culto. No obstante, en la Sierra la presencia de los espiritualistas no alcanza la difusión regional que adquiere la terapéutica nahua.

El sistema de medicina indígena de la Sierra de Texcoco está inscrito en un contexto asimétrico de pluralismo médico, donde impera la influencia de la biomedicina. Un aspecto destacable es que, pese a la cercanía de la Sierra con la Ciudad de México, este sistema presenta características de una terapéutica indígena ajena al fenómeno del curanderismo urbano. Desarrollada a lo largo de varios siglos, difiere del curanderismo ecléctico, que integra diferentes tradiciones culturales, surgido en la periferia de las grandes urbes al asentarse en ellas poblaciones de campesinos proletarizados.[19]

ñana a cuatro de la tarde, desempeñandose como médium y dejándose poseer por espíritus de difuntos, que hablaban por su boca. Rezaba a Dios y observaba los rostros de los enfermos: si aparecían de color blanco, eran "enfermedades de médico", pero si aparecían de color negro, eran casos de brujería y él los sanaba "con ayuda de Dios". Los aspectos de la doctrina y el culto de esta modalidad terapéutica se analizan en dos estudios clásicos: Isabel Lagarriga, *Espiritualismo Trinitario Mariano. Nuevas perspectivas de análisis.* Xalapa, Universidad Veracruzana, 1991 y Silvia Ortiz, *Una religiosidad popular: el espiritualismo trinitario mariano.* Ciudad de México, Instituto Nacional de Antropología e Historia (INAH), 1990.

19 Roberto Campos Navarro, *Nosotros los curanderos. Experiencias de una curandera tradicional en el México de hoy.* México, Nueva Imagen, 1997; Gerardo Fernández Juárez, *Yatiris y ch'amakanis del altiplano aymara. Sueños, testimonios y prácticas ceremoniales.* Quito, Abya-Yala, 2004.

Bibliografía

Aguirre Beltrán, Gonzalo, *Programas de salud en la situación intercultural.* Ciudad de México, Instituto Indigenista Interamericano, 1955.

_____, *Medicina y magia. El proceso de aculturación en la estructura colonial.* Ciudad de México, Instituto Nacional Indigenista (ini) / Secretaría de Educación Pública (sep), 1963.

Álvarez Heydenreich, Laurencia, *La enfermedad y la cosmovisión en Hueyapan, Morelos.* Ciudad de México, ini, 1987.

Anzures y Bolaños, María del Carmen, *La medicina tradicional en México. Procesos históricos, sincretismos y conflictos.* Ciudad de México, Universidad Nacional Autónoma de México (unam), 1989.

_____, "Sistemas terapéuticos y conflictos culturales", en Jaime Villalba Caloca (comp.), *Medicina tradicional en México.* Ciudad de México, Instituto Nacional de Enfermedades Respiratorias (iner), 2000, pp. 55-78.

Báez Cubero, Lourdes, "El oficio de tejer la vida. Rituales del ciclo vital entre los nahuas de la Sierra Norte de Puebla", en Silvia Limón (coord.), *La religión de los pueblos nahuas.* Madrid, Trotta, 2008, pp. 219-246.

Baytelman, Bernardo, *Acerca de plantas y de curanderos. Etnobotánica y antropología médica en el estado de Morelos.* Ciudad de México, Instituto Nacional de Antropología e Historia (inah), 1993.

Campos Navarro, Roberto, *Nosotros los curanderos. Experiencias de una curandera tradicional en el México de hoy.* Ciudad de México, Nueva Imagen, 1997.

_____, *Doña Rosita Ascencio, curandera purépecha.* Ciudad de México, Artes de México / unam, 2016a.

_____(coord.), *Antropología médica e interculturalidad.* Ciudad de México, unam / McGraw-Hill Interamericana Editores, 2016b.

Chamoux, Marie-Noëlle, *Nahuas de Huauchinango: transformaciones de una comunidad campesina.* Ciudad de México, ini, 1987.

_____, "Aprendiendo de otro modo", en Marie-Noëlle Chamoux, *Trabajo, técnicas y aprendizaje en el México indígena.* Ciudad de México, Centro de Investigaciones y Estudios Superiores en Antropología Social (CIESAS) / Centro de Estudios Mexicanos y Centroamericanos (CEMCA), 1992, pp. 73-93.

Códice Mendocino. Matrícula de tributos o Códice de Moctezuma. Ciudad de México-Viena, Akademische Druckund / Verlagsanstalt / Fondo de Cultura Económica (FCE), 1997.

DEHOUVE, Danièle, *La ofrenda sacrificial entre los tlapanecos de Guerrero.* Ciudad de México, Plaza y Valdés / INAH / CEMICA / Universidad Autónoma de Guerrero, 2007.

_____, "El especialista ritual tlapaneco: poder y fuerza", en Patricia Gallardo y François Lartigue (coords.), *El poder de saber. Especialistas rituales de México y Guatemala.* Ciudad de México, UNAM, 2015, pp. 135-154.

_____, *Antropología de lo nefasto en comunidades indígenas.* San Luis Potosí, El Colegio de San Luis, 2016.

DESCOLA, Philippe, *Las lanzas del crepúsculo. Relatos jíbaros. Alta Amazonia.* Buenos Aires, FCE, 2005.

_____, *Más allá de naturaleza y cultura.* Buenos Aires, Amorrortu Editores, 2012 [2005].

FAGETTI, Antonella, *Tentzonhuehue. El simbolismo del cuerpo y la naturaleza.* Puebla, Benemérita Universidad Autónoma de Puebla (BUAP) / Plaza y Valdés, 2002.

_____, *Síndromes de filiación cultural. Conocimiento y práctica de los médicos tradicionales en cinco Hospitales Integrales con Medicina Tradicional del Estado de Puebla.* Puebla, Gobierno del Estado de Puebla / Secretaría de Salud, 2004.

_____ (comp.), *Los que saben. Testimonios de vida de médicos tradicionales de la región de Tehuacán.* Puebla, BUAP / Comisión Nacional para el Desarrollo de los Pueblos Indígenas (CDI), 2003.

FERNÁNDEZ JUÁREZ, Gerardo, *Yatiris y ch'amakanis del altiplano aymara. Sueños, testimonios y prácticas ceremoniales.* Quito, Abya-Yala, 2004.

_____, "Al hospital van los que mueren. Desencuentros en salud intercultural en los Andes bolivianos", en Gerardo Fernández Juárez (coord.), *Salud e interculturalidad en América Latina. Antropología de la salud y crítica intercultural.* Quito, Abya-Yala / Agencia Española de Cooperación Internacional (AECID) / Universidad de Castilla-La Mancha (UCLM) / Fundación para la Cooperación y Salud Internacional Carlos III (Fundación CSAI), 2006, pp. 317-336.

Ferrándiz, Francisco, *Etnografías contemporáneas. Anclajes, métodos y claves para el futuro.* Barcelona-Ciudad de México, Anthropos / uam-Iztapalapa, 2011.

Galinier, Jacques, *La mitad del mundo. Cuerpo y cosmos en los rituales otomíes.* Ciudad de México, unam / cemca / ini, 1990a.

_____, "El depredador celeste. Notas acerca del sacrificio entre los mazahuas", *Anales de Antropología*, vol. 27, 1990b, pp. 251-267.

_____, "Teoría del aparato psíquico y teoría del poder en la praxis chamánica. Esbozos de la doctrina otomí", en Guilhem Olivier (coord.), *Símbolos de poder en Mesoamérica.* Ciudad de México, unam, 2008, pp. 95-107.

_____, *Una noche de espanto. Los otomíes en la oscuridad.* Hidalgo-Nanterre-Ciudad de México, Universidad Intercultural del Estado de Hidalgo (uiceh) / Société d'Ethnologie / cemca, 2016.

_____ y Aurore Monod, "Prólogo", A. Monod y J. Galinier (coords.), *Las cosas de la noche. Una mirada diferente.* Ciudad de México, cemca, 2016, pp. 7-16.

Glockner, Julio, *Los volcanes sagrados. Mitos y rituales en el Popocatépetl y la Iztaccíhuatl.* Ciudad de México, Grijalbo, 1996.

Good, Catherine, "'Trabajando juntos como uno': Conceptos nahuas del grupo doméstico y la persona", en David Robichaux (comp.), *Familia y parentesco en México y Mesoamérica. Unas miradas antropológicas.* Ciudad de México, Universidad Iberoamericana (uia), 2005, pp. 275-294.

_____, "Una teoría náhuatl del trabajo y la fuerza: sus implicaciones para el concepto de la persona y la noción de la vida", en Perig Pitrou, María del Carmen Valverde y Johannes Neurath (coords.), *La noción de vida en Mesoamérica.* Ciudad de México, unam / cemca, 2011, pp. 181-204.

Guber, Rosana, *La etnografía. Método, campo y reflexividad.* Buenos Aires, Siglo XXI, 2011.

Hammersley, Martyn y Paul Atkinson, *Etnografía. Métodos de investigación.* Barcelona, Paidós, 1994.

Hersch Martínez, Paul y Lilián González Chévez, *Enfermar sin permiso. Un ensayo de epidemiología cultural a propósito de seis entidades nosológicas de raigambre nahua en la colindancia de Guerrero, Morelos y Puebla.* Ciudad de México, inah, 2011.

Holland, William, *Medicina maya en los Altos de Chiapas. Un estudio de cambio sociocultural.* Ciudad de México, ini / Consejo Nacional para la Cultura y las Artes (Conaculta), 1990.

KLEINMAN, Arthur, *Patients and Healers in the Context of Culture. An Exploration of the Borderland between Anthropology, Medicine and Psychiatry*. Berkeley, University of California Press, 1980.

_____, Thomas Csordas, "The Therapeutic Process", en C. Sargent y T. Johnson (comps.), *Medical Anthropology. Contemporary Theory and Method*. Westport, Praeger Publishers, 1996, pp. 3-21.

LAGARRIGA ATTIAS, Isabel, *Espiritualismo Trinitario Mariano. Nuevas perspectivas de análisis*. Xalapa, Universidad Veracruzana, 1991.

LASTRA, Yolanda, *El náhuatl de Texcoco en la actualidad*. Ciudad de México, UNAM, 1980.

LÓPEZ AUSTIN, Alfredo, "Cuarenta clases de magos del mundo náhuatl", *Estudios de Cultura Náhuatl*, vol. 7, 1967, pp. 87-117.

_____, *Cuerpo humano e ideología. Las concepciones de los antiguos nahuas*, 2 vols. Ciudad de México, UNAM, 1996.

LORENTE FERNÁNDEZ, David, "Deidades de la lluvia, graniceros y ofrendas terapéuticas en la Sierra de Texcoco", *Anales de Antropología*, núm. 42, vol. 1, 2008, pp. 167-201.

_____, "Graniceros, los ritualistas del rayo en México: historia y etnografía", *Cuicuilco, Nueva Época*, vol. 16, núm. 47, 2009, pp. 201-223.

_____, "Trayectoria metodológica de una investigación etnográfica en México", *Revista Española de Antropología Americana*, núm. 40, vol. 1, 2010a, pp. 85-110.

_____, "El remolino actuado: etnografía contemporánea del Monte Tláloc", *Revista de Dialectología y Tradiciones Populares*, núm. 65, vol. 2, 2010b, pp. 519-546.

_____, *La razzia cósmica: una concepción nahua sobre el clima. Deidades del agua y graniceros en la Sierra de Texcoco*. Ciudad de México, CIESAS / UIA, 2011.

_____, "Ser respetuoso es ser persona. El niño y la pedagogía moral de los nahuas del centro de México", *Revista de Dialectología y Tradiciones Populares*, núm. 67, vol. 2, 2012a, pp. 431-452.

_____, "Amores de manantial. Un episodio nahua de curación en la Sierra de Texcoco", *Tlalocan. Revista para el conocimiento de las culturas indígenas de México*, núm. 287, 2012b, pp. 179-200.

_____, "Nezahualcóyotl es Tláloc en la Sierra de Texcoco: historia nahua, recreación simbólica", *Revista Española de Antropología Americana*, núm. 42, vol. 1, 2012c, pp. 63-90.

_____, "Aromas y miniaturas: ofrendas de los graniceros de Texcoco en una cosmología de circulación de esencias", en Johanna Broda (coord.), *Convocar a los dioses.*

Ofrendas mesoamericanas. Veracruz, Instituto Veracruzano de la Cultura (IVEC) / Conaculta, 2013, pp. 359-417.

_____, "El 'aire' o *yeyecatl* entre los nahuas de Texcoco: notas etnográficas sobre una fuerza volátil, patógena y asociada al diablo", *Revista Española de Antropología Americana*, vol. 45, núm. 1, 2015a, pp. 253-285.

_____, "Children's everyday learning by assuming responsibility for others: Indigenous practices as a cultural heritage across generations", en Marisela Correa-Chávez, Rebeca Mejía-Arauz y Barbara Rogoff (eds.), *Advances in child development and behavior, vol. 49. Children learn by observing and contributing to family and community endeavors: A cultural paradigm*. Waltham, MA, Academic Press, 2015b, pp. 53–90.

_____,"Los sueños y la mirada de los espíritus", *Artes de México. Chamanismo. Obscuridad, silencio, ausencia*, núm. 118, 2015c, pp.34-43.

_____, "Tesifteros, los graniceros de la Sierra de Texcoco: repensando el don, la experiencia onírica y el parentesco espiritual", *Dimensión Antropológica*, año 24, vol. 70, 2017, pp. 101-150.

_____, "Plumas de colibrí y cascabeles de víbora: amuletos del mundo divino", *Artes de México. Amuletos*, núm. 131, 2019, pp. 24-31.

_____, "Una etnografía del guajolote: de su crianza humanizada a la personificación ritual en la Sierra de Texcoco", en Anath Ariel de Vidas y Perig Pitrou (coords.), *El guajolote en Mesoamérica: enfoques arqueológicos, históricos y antropológicos*. Ciudad de México, CEMCA, 2020a.

_____, "La configuración alma-espíritus: interioridades anímicas y el cuerpo como vestido entre los nahuas de Texcoco", *Estudios de Cultura Náhuatl*, vol. 58, 2020b.

LOZOYA, Xavier y Carlos Zolla (eds.), *La Medicina invisible. Introducción al estudio de la medicina tradicional de México*. Ciudad de México, Folios Ediciones, 1983.

LUPO, Alessandro, "Apostillas sobre las transformaciones de la medicina tradicional en México", en Alessandro Lupo y Alfredo López Austin (eds.), *La cultura plural. Reflexiones sobre diálogo y silencios en Mesoamérica (Homenaje a Italo Signorini)*. Ciudad de México, UNAM, 1998, pp. 221-255.

_____, "Capire è un po' guarire: il rapporto paziente-terapeuta fra dialogo e azione", *Rivista della Società italiana di antropologia medica*, núm. 7-8, octubre, 1999, pp. 53-92.

_____, "Patients, mystical journeys and health care: negotiating therapeutic paths and managing failure in a Mexican context of medical pluralism", *L'Uomo*, núm. 2, 2017.

MADSEN, William, *The Virgin's Children. Life in an Aztec Village Today*. Austin, University of Texas Press, 1960.

MALLART, Lluís, "El sistema médico de una sociedad africana. Los evuzok del Camerún", en Gerardo Fernández Juárez (coord.), *Salud e interculturalidad en América Latina. Antropología de la salud y crítica intercultural*. Quito, Abya-Yala / AECID / UCLM / Fundación CSAI, 2006, pp. 67-82.

MARTÍNEZ GONZÁLEZ, Roberto, *El nahualismo*. Ciudad de México, UNAM, 2011.

MENÉNDEZ, Eduardo, *Antropología médica. Orientaciones, desigualdades y transacciones*. Ciudad de México, CIESAS, 1990.

MENDOZA, Virginia Rodríguez Rivera de, "Las brujas en el folklore de México", *Anuario de la Sociedad de Folklore de México*, núm. 6, 1945, pp. 475–484.

MÓDENA, María Eugenia, *Madres, médicos y curanderos: diferencia cultural e identidad ideológica*. Ciudad de México, CIESAS, 1990.

MOLINA, fray Alonso de, *Vocabulario en lengua castellana y mexicana y mexicana y castellana*. Ciudad de México, Porrúa, 2004.

MONTOYA BRIONES, José de Jesús, *Atla. Etnografía de un pueblo náhuatl*. Ciudad de México, INAH, 1964.

NEURATH, Johannes, *La vida de las imágenes. Arte huichol*. Ciudad de México, Artes de México / Conaculta, 2013.

Norma Oficial Mexicana, "NOM-007-SSA2-2016 para la atención de la mujer durante el embarazo, parto y puerperio, y de la persona recién nacida", *Diario Oficial de la Federación*, [http://www.dof.gob.mx/nota_detalle.php?codigo=5432289 &fecha=07/04/2016].

NUTINI, Hugo y Betty Bell, *Parentesco ritual. Estructura y evolución histórica del sistema de compadrazgo en la Tlaxcala rural*. Ciudad de México, FCE, 1989.

_____ y John M. Roberts, *Bloodsucking Witchcraft: An Epistemological Study of Anthropomorphic Supernaturalism in Rural Tlaxcala*. Tucson & London, The University of Arizona Press, 1993.

OLAVARRIETA, Marcela, *Magia en los Tuxtlas, Veracruz*. Ciudad de México, INI, 1977.

OLIVIER, Guilhem, *Tezcatlipoca. Burlas y Metamorfosis de un dios Azteca*. México, FCE, 2004.

_____, "Sueño y adivinación en Mesoamérica: algunos apuntes", en Aurore Monod Becquelin y Jacques Galinier (coords.), *Las cosas de la noche. Una mirada diferente*. Ciudad de México, CEMCA, 2016, pp. 69-84.

Ortiz Echániz, Silvia, *Una religiosidad popular: el espiritualismo trinitario mariano.* Ciudad de México, INAH, 1990.

Osorio, Rosa María, *Entender y atender la enfermedad. Los saberes maternos frente a los padecimientos infantiles.* Ciudad de México, CIESAS / INAH / INI / Conaculta, 2001.

Palerm Viqueira, Jacinta, *Santa María Tecuanulco: floricultores y músicos.* Ciudad de México, UIA, 1993.

Pitarch, Pedro, "The Political Uses of Maya Medicine. Civil Organizations in Chiapas and the Ventriloquism Effect", *Social Analysis*, vol. 51, núm. 2, 2007, pp. 185-206.

_____, "Los dos cuerpos mayas", Pedro Pitarch, *La cara oculta del pliegue. Antropología indígena.* Ciudad de México, Artes de México / Conaculta, 2013, pp. 37-63.

_____, *La palabra fragante. Cantos chamánicos tzeltales.* Ciudad de México, Artes de México / Conaculta, 2013.

Pitrou, Perig, "Life as a process of making in the Mixe Highlands (Oaxaca, Mexico): towards a 'general pragmatics' of life", *Journal of the Royal Anthropological Institute*, vol. 21, núm. 1, 2015, pp. 86-105.

Rogoff, Barbara, "Learning by Observing and Pitching in to Family and Community Endeavors: An Orientation", *Human Development*, vol. 57, 2014, pp. 69-81.

Ruz, Mario Humberto, "Médicos y 'loktores'. Enfermedad y cultura en dos comunidades tojolabales", en Mario Humberto Ruz (comp.), *Los legítimos hombres. Aproximación antropológica al grupo tojolabal.* Ciudad de México, UNAM, 1983, vol. 3, pp. 143-192.

Sahagún, Bernardino de, *Historia general de las cosas de Nueva España.* Ciudad de México, Porrúa, 1999.

Sandstrom, Alan R., *Corn is our Blood. Culture and Ethnic Identity in a Contemporary Aztec Indian Village.* Norman, University of Oklahoma Press, 1991.

_____, "El nene lloroso y el espíritu nahua del maíz: el cuerpo humano como símbolo clave en la Huasteca veracruzana", en Jesús Ruvalcaba (coord.), *Nuevos aportes al conocimiento de la Huasteca.* Ciudad de México, CIESAS / CEMCA / INI / IPN / Centro de Investigaciones Históricas de San Luis Potosí (CIHSLP) / Universidad Autónoma Chapingo (UACH), 1998, pp. 59-94.

Serna, Jacinto de la, "Manual de Ministros de Indios para el Conocimiento de sus Idolatrías y Extirpación de ellas", en *Tratado de las idolatrías, supersticiones, dioses, ritos, hechicerías y otras costumbres gentílicas de las razas aborígenes de México,* edición de Francisco del Paso y Troncoso. Ciudad de México, Fuente Cultural, vol. 1, 1953, pp. 47-368.

SIGNORINI, Italo y Alessandro Lupo, *Los tres ejes de la vida: almas, cuerpo, enfermedad entre los nahuas de la Sierra de Puebla*. Xalapa, Universidad Veracruzana, 1989.

STARR, Frederick, *Notes upon the Ethnography of Southern Mexico*. Proceedings of the Davenport Academy of Sciences, Davenport, Putman Memorial Publication Fund, 1900.

TAGGART, James, *Estructura de los grupos domésticos de una comunidad de habla náhuatl de Puebla*. Ciudad de México, INI, 1975.

_____, *Nahuat Myth and Social Structure*. Austin, Texas University Press, 1983.

_____, "Relatos, ritos y emociones entre los nahuas de la Sierra Norte de Puebla", en Nathalie Ragot, Sylvie Peperstraete y Guilhem Olivier (eds.), *La quête du Serpent à Plumes. Arts et religions de l'Amérique précolombienne: Hommage à Michel Graulich*. Turnhout, Brepols, 2011, pp. 17-132.

VELASCO, Honorio y Ángel Díaz de Rada, *La lógica de la investigación etnográfica*. Madrid, Editorial Trotta, 1997.

VILAÇA, Aparecida, "Chronically Unstable Bodies: Reflections on Amazonian Corporalities", *Journal of the Royal Anthropological Institute*, núm. 11, 2005, pp. 445-464.

VIVEIROS DE CASTRO, Eduardo, *Metafísicas caníbales. Líneas de antropología postestructural*. Buenos Aires, Katz, 2010.

ZOLLA, Carlos, "Del IMSS-Coplamar a la experiencia del Hospital Mixto de Cuetzalan. Diálogos, asimetrías e interculturalidad médica", en Arturo Argueta, Eduardo Corona y Paul Hersh (coords.), *Saberes colectivos y diálogo de saberes en México*. Cuernavaca-Puebla, Centro Regional de Investigaciones Interdisciplinarias (CRIM) / UNAM / UIA-Puebla, 2011, pp. 201-231.

_____, Sofía del Bosque, Virginia Mellado, *et al.*, "Medicina tradicional y enfermedad", en Roberto Campos Navarro (comp.), *La antropología médica en México*, Tomo II. Ciudad de México, Instituto Mora / UAM, 1992, pp. 71-104.

_____ y Arturo Argueta, *Biblioteca de la medicina tradicional mexicana*. Ciudad de México, INI, 1994.

Glosario

Ahuaques: del náhuatl, significa "dueños del agua". Los pequeños espíritus de origen humano que habitan en los manantiales, arroyos y cuerpos de agua serranos, a los que se atribuye causar los fenómenos meteorológicos: lluvia, rayos y granizo.

Aire: *yeyecatl* en náhuatl. Entidad volátil responsable de producir, al infiltrarse en el cuerpo, una enfermedad del mismo nombre.

Alferecía: afección atribuida a un aire, manifestada en el amoratamiento de los labios y las uñas del niño.

Alma: es nombrada también con términos derivados de ánima: *anmancon*, *animancon* o *animanconco*. Para los nahuas, difiere del sentido occidental. Entidad conferida por Dios-Sol, caliente y luminosa, que se asienta e identifica con el corazón. Irradia y se expande en el interior del cuerpo en forma de pulsos o espíritus, formando "una cadenita".

Aojo: efecto de mirar del que resulta el mal de ojo.

Apanhuetzi: del náhuatl, caída de mollera. Leve hundimiento de la fontanela y del paladar por haber sometido al niño a juegos o movimientos bruscos; afecta también a los adultos; en ocasiones se asocia con el susto.

Bilis: afección derivada del enojo o acceso de ira, también se le llama coraje.

Biomedicina: medicina alópata, académica o científica practicada en los hospitales y centros de salud.

Chicahualiztli: fuerza o energía vital asociada con la sangre y el sistema alma-espíritus.

Chincual: afección infantil contraída en el vientre materno y padecida fuera de él. Deriva de ingerir alimentos dulces, grasos, picantes o irritantes por parte de la madre, que pasan al cuerpo del niño y afectan su intestino. Se manifiesta en granitos rojos que aparecen en torno al ano.

Chuquilloso: olor particular atribuido al cuerpo de los bebés durante la lactancia.

Chupada de bruja: afección principalmente infantil que resulta de la succión de sangre atribuida a las brujas *tlahuepochis*. Se manifiesta como mordeduras o moretones.

CURANDERO: ver *tepatiqui*.

COMPLEJO ALMA-ESPÍRITUS: la configuración del alma-corazón y sus irradiaciones: los espíritus pulsos que laten en las coyunturas. Totalidad del sistema anímico del ser humano, que integra entidades anímicas susceptibles de ser pensadas, en ocasiones, de manera independiente.

CONETL: niño lactante, la categoría comprende hasta los tres o cuatro años de edad.

DAÑO: "mala enfermedad", brujería o enfermedad causada por brujería.

DOBLE CUERPO: cuerpo anímico interno constituido por el espíritu, concebido como antropomorfo. Se habla de él en los contextos del sueño y la terapéutica.

EMPACHO: enfermedad principalmente infantil resultante del exceso de alimento, en particular del consumo de dulce, pan o sustancias grasas. La comida se adhiere a "las tripas" y debe ser despegada mediante terapias mecánicas.

ESPÍRITU: entidad unitaria que concentra el conjunto de espíritus-pulsos diseminados en el cuerpo.

ESPÍRITUS: entidades anímicas menores identificadas con los pulsos que laten en las coyunturas.

GRANICERO: ver *tesiftero*.

ICHPOCATL: niña de entre 10 y 15 años.

ITINERARIO TERAPÉUTICO: secuencia de acciones que realiza el enfermo o su familia al acudir a diferentes formas de atención y distintos terapeutas para solucionar los problemas de salud.

LIMPIA: procedimiento ritual, diagnóstico y terapéutico, empleado en la extracción de sustancias o agentes patógenos introducidos en el organismo.

MADRINA DE TIRICIA: prostituta o mujer a la que se atribuyen numerosos amantes, cuya condición y naturaleza corporal la convierten en un recurso terapéutico para tratar dicha enfermedad.

MAL AIRE: en náhuatl *amo cuali yeyecatl*. Aire de enfermedad, entidad volátil de graves efectos patógenos.

MAL DE OJO: afección producida por la mirada de una persona provista de corazón fuerte o de alto grado de calor, que desencadena desórdenes internos. Considerado fortuito en gente común e intencional en los especialistas rituales. Su protección origina numerosos amuletos.

Mala enfermedad: daño, brujería.

Maldad: hechicería, daño causado por consumo de alimentos adulterados con sustancias patógenas o venenosas.

Muñeco-recipiente: receptáculo antropomorfo confeccionado con ropa del enfermo, que se emplea en los rituales de curación del susto para recuperar y trasladar el espíritu.

Nahual: ser resultante de la capacidad de transformación atribuida a los brujos *tetlachihuique* por el recurso de exteriorizar el espíritu en forma de animales, principalmente perros, gatos, burros y jabalíes. Su actuación desencadena agresiones anímicas en los seres humanos a los que convierte en víctimas, devorando su espíritu o corazón.

Ombligo: cordón umbilical, fragmento desprendido del cuerpo y sometido a tratamiento ritual.

Partera: ver *zohuapatiqui.*

Piltonconetl: niño de cinco a diez años.

Piltziquitl: bebé recién nacido, sin bautizar, al que se le compara con un jilote o elote tiernito.

Pulsos: se identifican con los espíritus. Entidades que laten en las coyunturas del organismo.

Susto: sinónimo de espanto. Impresión que desencadena la pérdida de varios espíritus o del espíritu, así como la afección resultante.

Tlacatl: hombre, persona.

Telpocatl: joven de entre 10 y 15 años.

Tepatiqui: curandero generalista o herbolario, dedicado principalmente al tratamiento del susto o espanto y mal aire.

Tetlachihui: brujo. Se refiere al especialista susceptible de transformarse en animal o nahual. Causa deliberadamente mal de ojo o *xoxal* y es reclutado en el desarrollo de ciertos tratamientos para combatir la enfermedad.

Tesiftero: especialista ritual que recibe el don de los *ahuaques* o espíritus dueños del agua para conjurar los fenómenos meteorológicos y curar enfermedades relacionadas con la pérdida del espíritu en los manantiales. También está capacitado para tratar la brujería y el *xoxal.*

Tlahuepochi: bruja chupasangre. Especialista ritual que adopta la forma de guajolote para succionar la sangre infantil, así como la de los adultos. Se las identifica como bolas de fuego que cruzan el cielo durante la noche. Como personajes reales, se les asocia con mujeres concretas.

Tlecuil: fogón doméstico, lugar de transformación de las brujas *tlahuepochis* en guajolotes.

Tonacayo: "nuestro cuerpo", designa el cuerpo carnal, orgánico.

Trabajado: refiere el resultado de haber ejercido brujería sobre alguien.

Tulaxihuitl: tiricia. Afección principalmente infantil que afecta los sentimientos, afectos y el tono emocional del niño. Asociada con un enfriamiento corporal debido al efecto térmico de la tristeza, la causa el desplazamiento del afecto paterno de un hijo a otro o el padecer soledad. Se revela en trastornos del comportamiento como apatía o enojo, y en el tono pálido o lívido de la piel, así como boca, nariz y ojos sensiblemente hundidos.

Xoxal: variante agravada del mal de ojo, causada a propósito por el agresor, generalmente un brujo o granicero. Se manifiesta en tumoraciones o forúnculos surgidos en la nuca, brazos y manos. Al ser extraído, adopta la forma de pus, flema, insectos o fragmentos de grasa.

Yolochicahuac: corazón fuerte. Predisposición innata plasmada en la potencia del alma y en un carácter y constitución física vigorosa, resistente. Condición de los terapeutas nahuas.

Yolotl: corazón. Situado en el centro del pecho, es el asiento del alma y se identifica con ella. Dota de fuerza o *chicahualiztli* al cuerpo.

Yolozotlac: corazón débil. Predisposición innata plasmada en la fragilidad del alma y en un carácter y constitución física enfermiza y vulnerable.

Zohuapatiqui: partera. Especialista ritual dedicada a los cuidados femeninos que preceden y suceden al parto, además de participar en el alumbramiento. Ejerce como terapeuta experta en numerosas enfermedades infantiles, físicas y espirituales. Algunas combinan sus saberes de la medicina nahua con una instrucción biomédica.

Zohuatl: mujer.

Zuzuhuato: niña de cinco a diez años.

Recursos herbolarios utilizados en la medicina nahua de Texcoco

NOMBRE COMÚN	NOMBRE CIENTÍFICO	MODO DE EMPLEO	AFECCIÓN / USO
Ajenjo	*Artemisia absinthium* L.	Tisana de las hojas, flores y tallo	Coraje o bilis
Ajo	*Allium sativum* L.	Limpia, aplicándolo sobre la piel	Aire
		Limpia, envolviendo el ajo en un trapo rojo.	Mal de ojo
		Colgado al cuello en forma de rosario.	Enfriamiento
		Impregnado en los labios y las uñas.	Alferecía
		Triturado sobre los forúnculos de la piel, se aplica junto con cal de piedra.	*Xoxal*
Ajonjolí	*Sesamum indicum* DC.	Se toma un preparado de las semillas molidas en atole.	Aumentar la producción de leche materna durante la lactancia.
Albahaca	*Ocimum micranthum* Willd	Limpia con las hojas sobre la piel	Susto
Alcanfor	*Achillea millefolium* L.	Preparado en gel, se aplica sobre la tumoración.	*Xoxal*
		El cuerpo se hojea y se aplican baños de temazcal con las hojas.	Tratamiento de la madre durante el puerperio.
Árnica	*Heterotheca inuloides* Cass.	El cuerpo se hojea y se aplican baños de temazcal con las hojas.	Tratamiento de la madre durante el puerperio.
Bálsamo (del Perú)	*Myroxylon pereirae* Harms	Cataplasma de hojas con manteca.	Calentura

NOMBRE COMÚN	NOMBRE CIENTÍFICO	MODO DE EMPLEO	AFECCIÓN / USO
Biznaga, cactus de bolita	Diferentes especies de cactus de los géneros *Ferocactus* y *Echinocactus*.	Se ingiere un preparado de las espinas molidas disueltas en agua.	Fortalecer el sistema anímico y endurecer el carácter del niño en los procesos de enfermedad.
Cacahuate	*Arachis hypogaea* L.	Se toma un preparado de las semillas molidas en atole.	Aumentar la producción de leche materna durante la lactancia.
Capulín	*Prunus salicifolia* Kunth	Consumo del fruto fresco	Propiciar el habla en los niños.
Carrizo	*Arundo donax* L.	El cuerpo se hojea y se aplican baños de temazcal con las hojas.	Tratamiento de la madre durante el puerperio.
Cebolla	*Allium cepa* L.	Colgadas al cuello en forma de rosario.	Enfriamiento
Cedrón	*Aloysia triphylla* Britton	Tisana de las hojas	Caída de mollera
		Baño con las hojas	Tiricia
		Tisana de las hojas	Dolor de estómago
Chile	*Capsicum annuum* L.	Colgado al cuello en forma de rosario.	Enfriamiento
		Proscrito a la mujer embarazada.	Prevenir el chincual
		Añadido a la comida infantil	Tiricia
Ciruelo	*Prunus domestica*	Consumo del fruto fresco	Propiciar el habla en los niños.
Clavel rojo	*Dianthus caryophyllus* L.	Tisana de las flores	Susto
		Baño con las flores	Tiricia
Contrahierba	*Dorstenia contrajerva* L.	Fricciones de las hojas con alcohol.	Hinchazón de las piernas por exceso de esfuerzo físico.
Encino	*Quercus* sp.	Tisana de la corteza utilizada como enjuague bucal.	Fortalecer la dentadura infantil.
Epazote	*Chenopodium ambrosioides* L.	Tisana de epazote morado mezclada con agua de espíritus, goteada sobre el brazo.	Susto

NOMBRE COMÚN	NOMBRE CIENTÍFICO	MODO DE EMPLEO	AFECCIÓN / USO
Epazote de zorrillo	*Chenopodium graveolens* (Willd.) Weber	Planta molida con Alka-Seltzer.	Dolor de estómago
Espinosilla	*Loeselia mexicana* (Lam.) Brand	Cocción de flores y hojas para el lavado de la cabeza.	Caída del cabello
Estafiate	*Artemisia ludoviciana ssp mexicana* (Willd.) Keck	Tisana de las hojas	Caída de mollera
		Tisana de las hojas	Dolor de estómago
		Limpia con las hojas	Aire
		El cuerpo se hojea y se procuran baños de temazcal con las hojas.	Tratamiento de la madre durante el puerperio.
Flor de manita	*Chiranthodendron pentadactylon* Larr.	Tisana de hojas y flores	Enfermedades del corazón.
Gladiola	*Gladiolus grandiflorus* L.	Tisana de las flores rojas	Susto
Hierbabuena	*Mentha spicata* L.	Tisana de las hojas	Dolor de estómago
Hierba del ángel, alas de ángel o *yolochichitl*	*Eupatorium espinosarum* A. Gray	Tisana de las hojas	Dolor de estómago
Hierba del burro	*Parthenium hysterophorus* L.	Se limpia al infante tres veces con las hojas envueltas en un trapo negro; se le baña con una cocción de las hojas tres veces al mediodía.	Lesiones debidas a la succión de sangre atribuida a las brujas *tlahuepochis*.
Hierba del cáncer	*Cuphea aequipetala*	Tisana de las hojas	Cortadas o golpes
Hierba mora	*Solanum nigrum* L.	Tisana del tallo y las hojas con rosa de Castilla.	Chincual
Huejote	*Salix bonplandiana*	Se hojea el cuerpo y se procuran baños con las hojas en el temazcal.	Tratamiento de la madre durante el puerperio.
Jarilla	*Barkleyanthus salicifolius* (Kunth) Rob & Brett	Tisana y baño con las hojas	Diarrea caliente
		Baño con las hojas	Tiricia

NOMBRE COMÚN	NOMBRE CIENTÍFICO	MODO DE EMPLEO	AFECCIÓN / USO
Laurel	*Laurus nobilis* L.	El enfermo mastica las hojas	Tos fuerte
		Para los niños, las hojas molidas se aplican en la espalda y se tapa al enfermo con papel de estraza o tela blanca de manta.	Tos fuerte
		La madre mastica las hojas y pone su saliva en los labios y las uñas del bebé enfermo.	Alferecía
Lechuga	*Lactuca sativa* L.	Se bebe en tisana y se da un baño con las hojas.	Relajante e inductor del sueño.
Lengua de vaca	*Rumex crispus* L.	Se limpia al infante tres veces con las hojas envueltas en un trapo negro; se le baña con una cocción de las hojas tres veces al mediodía.	Lesiones debidas a la succión de sangre atribuida a las brujas *tlahuepochis*.
Lentejilla	*Lepidium virginicum* L.	Maceradas las hojas molidas en alcohol, se envuelven en tela para darlas a oler.	Descongestionar la nariz y facilitar la respiración de los bebés.
Limón	*Citrus limon* (L.) Burm	Tisana y baño con el fruto	Diarrea caliente
		Limpia corporal con el fruto	Aire
		Tisana de limón verde con magnesia calcinada.	Empacho
		Limpia dentro de un trapo rojo	Mal de ojo
		Tisana de las hojas	Tos
Maguey pulquero	*Agave atrovirens* Karw.	Consumo de pulque	Aumentar la producción de leche materna durante la lactancia.
		Se ingiere un preparado de las espinas molidas disueltas en agua.	Fortalecer el sistema anímico y endurecer el carácter del niño en los procesos de enfermedad.

NOMBRE COMÚN	NOMBRE CIENTÍFICO	MODO DE EMPLEO	AFECCIÓN / USO
Maíz	*Zea mays* L.	Instrumento de adivinación: se ponen varios granos en un recipiente con agua.	Determinar el número de espíritus perdidos.
		Para llamar y restituir sus espíritus, se colocan varios granos sobre el brazo del niño.	Susto
Malvón	*Pelargonium inquinans* AIT.	Tisana y aplicación sobre la piel de las flores rojas mezcladas con agua de espíritus.	Susto
		Limpia con las hojas	Aire
Manzanilla	*Matricaria chamomilla* L.	Tisana de las hojas y flores	Empacho
		Tisana de las hojas y flores	Caída de mollera
Manzano	*Malus sylvestris*	Tisana de las hojas	Gripe
Marrubio	*Marrubium vulgare* L.	Tisana y baño con las hojas	Diarrea caliente
		Tisana del tallo y las hojas	Coraje, bilis
Menta	*Mentha piperita* L.	Tisana de las hojas	Dolor de estómago
Mirto	*Salvia microphylla* Kunth	Tisana y baño con las hojas	Diarrea caliente
		Baño con hojas y flores	Tiricia
		Tisana y baño con las hojas	Relajante e inductor del sueño.
		Por la noche, se colocan debajo de la almohada del niño intranquilo.	Relajante e inductor del sueño.
		Se hojea el cuerpo y se procuran baños del temazcal con las hojas.	Tratamiento de la madre durante el puerperio.
Muicle	*Justicia spicigera* Schlechtendal	Tisana de las hojas	Detener hemorragias.
Naranja	*Citrus sinensis* (L.) Osbeck	Baño con la cáscara de la fruta	Tiricia
Níspero	*Eriobotrya japónica* Lindl.	Tisana de las hojas	Diabetes
Nogal	*Juglans regia*	Se toma un preparado de nueces molidas en atole.	Aumenta la producción de leche materna durante la lactancia.

NOMBRE COMÚN	NOMBRE CIENTÍFICO	MODO DE EMPLEO	AFECCIÓN / USO
Nopal	*Opuntia* sp. *Opuntia ficus-indica* (L.) Miller	Se ingiere un preparado de las espinas molidas disueltas en agua.	Fortalecer el sistema anímico y endurecer el carácter del niño durante procesos de enfermedad.
Ojo de venado	*Mucuna solanei* o *urens*	Se coloca una pulsera con una semilla de ojo de venado en la muñeca o el tobillo del niño.	Prevenir mal de ojo
Pingüica	*Ehretia tinipholia* DT.	Tisana de las hojas mezcladas con el cabello del maíz.	Enfermedades de los riñones.
Pirul	*Schinus molle* L.	Limpia con las hojas	Aire
		Se hojea el cuerpo y se procuran baños con las hojas en el temazcal.	Tratamiento de la madre durante el puerperio.
Plátano	*Musa paradisiaca* L.	Baño con la cáscara de la fruta	Tiricia
Quelite verde, cenizo o cimarrón	*Chenopodium album* (L.) Weber	Con las hojas trituradas se tallan los dedos de las manos.	Artritis
		En la piel irritada para paliar la comezón, se aplican hojas molidas.	Irritación provocada por oruga azotador.
Romero	*Rosamarinus officinalis* L.	Baño con las hojas	Frialdad
		Tisana de las hojas	Frialdad, dolor de estómago.
		Se hojea el cuerpo y se procuran baños de temazcal con las hojas.	Tratamiento de la madre durante el puerperio.
Rosa, rosa de Castilla	*Rosa centifolia* L.	Tisana de flores de rosa blanca mezcladas con agua de espíritus.	Susto
		Baño con flores de rosa roja	Tiricia
		Tisana de las flores para lavados oculares	Irritación de los ojos
Ruda	*Ruta chalepensis* L.	Tisana de las hojas y tallos	Coraje o bilis
		Baño con las hojas y tallos	Tiricia
		Limpia corporal con la planta	Aire

NOMBRE COMÚN	NOMBRE CIENTÍFICO	MODO DE EMPLEO	AFECCIÓN / USO
Sábila	*Aloe vera* (L.) Burm	Protección de las casas colgada de las puertas o cultivando plantas vivas.	Mal aire, hechicería, brujería.
Santa María	*Tanacetum parthenium* (L.) Shultz-Bip.	Tisana de las hojas y flores	Coraje o bilis
		Baño con hojas y flores	Tiricia
		Tisana de las hojas y flores	Dolor de estómago
		Limpia con las hojas	Aire
		Tisana de las hojas y flores	Caída de mollera
Sauco	*Sambucus mexicana* Presl	Tisana de las hojas	Tos fría o caliente
Tabaco	*Nicotiana tabacum* L.	Exhalaciones de humo de tabaco sobre la piel.	Mal de ojo
		Fumar cigarrillo	Protección contra el mal aire.
Tejocote	*Crataegus mexicana*	Tisana de las hojas	Tos fuerte
Tepozán	*Buddleja americana* L.	Tisana de las hojas	Coraje
		Baño con hojas	Tiricia
Tlacopacle o *tlacopahtli*	*Aristolochia elegans*	Se le da al niño una ramita o raíz para que la lleve consigo.	Protección contra el mal aire, la alferecía y la agresión de los *ahuaques*.
Tomate verde	*Physalis philadelphica* Lam.	Tisana de la cáscara y baño	Diarrea caliente
Toronjil	*Agastache mexicana* (Kunth) Lint & Epling	Tisana de hojas y flores de toronjil blanco y morado.	Susto
Valeriana	*Valeriana* spp.	Fricciones de la planta con alcohol sobre la piel.	Hinchazón de las piernas por exceso de esfuerzo físico.
Xoxotla o hierba que se enciende y se apaga	Sin identificar	Cataplasma de las hojas en el ano del bebé, limpia con las hojas trituradas.	Chincual
Yoloxóchitl o flor de corazón	*Talauma mexicana* (DC.) G. Don	Tisana de las flores	Susto
Zoapatle	*Montanoa tormentosa* Cerv.	Tisana de las hojas mezclada con chocolate y dos huevos crudos.	Facilitar y acelerar el parto.

Recursos animales utilizados en la medicina nahua de Texcoco

ANIMAL	ELEMENTO	MODO DE EMPLEO	AFECCIÓN / USO
Abeja (*Apis mellifera*)	"Sebo" o cera	Aplicado sobre las tumoraciones de la piel.	*Xoxal*
Camaleón o camaleón cornudo (*Phrynosoma orbiculare*)	Animal vivo	A manera de limpia, se frota la cabeza del enfermo con el animal, que "se hincha al absorber la maldad o el *xoxal*".	*Xoxal*, brujería
		Dentro de una bolsa de tela, se cuelga en el cuello del enfermo para que "se hinche a medida que absorbe la sangre mala".	Tos ferina
Colibrí (varias especies de la familia *Trochilidae*)	Plumas	En el bolsillo se llevan como amuleto.	Atraen la prosperidad, la riqueza y el trabajo; propician el bienestar personal.
Gallina (*Gallus gallus domesticus*)	Animal vivo (color negro, preferentemente)	Limpia corporal	Susto, mal aire
	Huevos	Instrumento de diagnóstico	Susto, mal aire, mal de ojo, agresión de los *ahuaques*.
		Limpia corporal	Susto, mal aire, mal de ojo.
		Lavativa de yema de huevo con supositorios de jabón.	Chincual
		Se coloca medio huevo cocido caliente envuelto en un trapo entre las nalgas del niño.	Chincual
	Plumas	Quemadas, se emplea el humo para efectuar limpias.	Susto, mal aire

ANIMAL	ELEMENTO	MODO DE EMPLEO	AFECCIÓN / USO
Guajolote (*Meleagris gallopavo*)	Huevos	Se ingiere crudo con vinagre	Susto grave en los niños.
		Se limpia con énfasis la zona de los ojos.	Mal de ojo
		Limpia corporal	Susto, mal aire, mal de ojo.
	Plumas	Quemadas en brasero, el humo se emplea para efectuar limpias.	Mal aire, susto
	Excremento	En las extremidades de los animales, se unta, a manera de yeso.	Quebradura de huesos en animales domésticos.
Perro (*Canis lupus familiaris*)	Animal vivo (color negro, referentemente)	Consume los huevos utilizados en las limpias.	Termina de eliminar la enfermedad en casos de mal de ojo, brujería y *xoxal.*
Serpiente coralillo (varias especies del género *Micrurus*)	Carne sin piel	Se consume asada	Inmuniza contra el mal de ojo.
	Fragmento del cuerpo	Envuelto en un trapo rojo, se limpia el rostro de la persona.	Brujería, mal de ojo
Serpiente de cascabel (*Crotalus*)	Carne sin piel	Se consume asada	Inmuniza contra el mal de ojo.
			Tratamiento curativo para enfermos de mal de ojo.
	Fragmento del cuerpo	Envuelto en un trapo rojo, se limpia el rostro de la persona.	Brujería, mal de ojo
	Cascabel	Oculto en el bolsillo de la ropa	Protección contra brujería.

Sustancias, minerales y objetos utilizados en la medicina nahua de Texcoco

NOMBRE	MODO DE EMPLEO	AFECCIÓN / USO
Agua	Colocada en una cubeta tras la puerta de la vivienda.	Protección contra las brujas *tlahuepochis*.
Agua bendita	Asperjada sobre el cuerpo del enfermo	Susto, restitución del espíritu.
Agua de espíritus	Agua de espíritus de tomar	Susto, mal de ojo
	Agua de espíritus de untar	Susto, mal de ojo
	Agua de espíritus de limpiar	Susto, mal de ojo
Alumbre	En limpias, junto a tres huevos, un ajo y un limón envueltos en un trapo rojo.	Mal de ojo
Azúcar	Espolvoreada sobre la cabeza del niño, se emplea al succionar la fontanela.	Caída de mollera
Cal	Sobre las tumoraciones de la piel, se frota con ajo.	*Xoxal*
	Se coloca sobre la piel del niño	Protección contra a las brujas *tlahuepochis*.
Carbón	Molido, se mezcla con las plantas del cerro (hierba del burro, lengua de vaca, hierba del mal de ojo y hierba de la madre); se limpia y se baña al niño.	Lesiones por la succión de sangre atribuida a las brujas *tlahuepochis*.
Cuchillos	Se colocan en la recámara donde duerme el niño.	Protección contra las brujas *tlahuepochis*.
Espejos	Se colocan en la recámara donde duerme el niño.	Protección contra las brujas *tlahuepochis*.
Grasa (aceite de cocina)	Aplicada sobre el dedo índice para levantar el paladar.	Caída de mollera
Jabón Tepeyac	En pequeños supositorios junto con yema de huevo como lavativa.	Chincual
	Aplicado en bolitas a manera de supositorios.	Susto, enderezar el intestino.
Listón rojo	Atado en la muñeca o el tobillo del niño	Protección contra el mal de ojo.
Magnesia	Calcinada, se disuelve en tisana de limón	Empacho

NOMBRE	MODO DE EMPLEO	AFECCIÓN / USO
Sal	Espolvoreada sobre la cabeza del niño, se emplea al succionar la fontanela.	Caída de mollera
	Mezclada con agua, el terapeuta se la introduce en la boca para succionar las tumoraciones.	*Xoxal*
	Identificada con el bautismo, en ocasiones como sustituto del mismo.	Protección del bebé, torna "salada" su sangre y lo previene contra agresiones de *ahuaques* y brujas *tlahuepochis*.
Talco	Aplicado en el ano del bebé	Chincual
Tijeras	Se colocan en la recámara donde duerme el niño.	Protección contra las brujas *tlahuepochis*.
Vestimenta	Para elaborar pulseras, se usan los resortes de la ropa interior de la madre.	Amuleto contra las siete enfermedades infantiles: calentura, tos, catarro, empacho, maldad, brujería y mal de ojo.
	La persona se viste la ropa al revés al dormir.	Protección contra las brujas *tlahuepochis*.
	Uniendo las prendas del enfermo, se confecciona el muñeco-recipiente.	Susto, recuperación del espíritu extraviado.
	Atuendo enteramente rojo del niño	Tratamiento de la tiricia
	Retazos de tela roja o negra	Envolver sustancias y objetos de limpia.

EL CUERPO, EL ALMA, LA PALABRA

Medicina nahua en la Sierra de Texcoco

Se terminó de imprimir el 30 de enero de 2020 en
los talleres gráficos de Reproducciones Fotomecánicas,
ubicados en Durazno núm. 1, col. Las Peritas,
Xochimilco, Ciudad de México, C.P. 16010.

Impresión *offset* en papel cultural de 90 gramos,
encuadernación cartoné. Para su composición se utilizó
la familia tipográfica Adobe Caslon Pro,
diseñada por Carol Twombly.